Dr. Norbert Enders
Homöopathie für unterwegs

W0056722

Dr. med. Norbert Enders

Homöopathie für unterwegs

Alltag – Freizeit – Reisen

Schnell und sicher zum richtigen Mittel

Verlag Homöopathie + Symbol Berlin

Bibliografische Information der Deutschen Bibliothek

Die Deutsche Bibliothek verzeichnet diese Publikation in der Deutschen Nationalbibliografie; detaillierte bibliografische Daten sind im Internet über http://dnb.ddb.de abrufbar.

3. Auflage © 2011 Verlag Homöopathie + Symbol, Martin Bomhardt
Liebigstraße 36, 10247 Berlin, Tel. +49 (30) 85729674, Fax: 85729675
Internet: www.homsym.de, Email: info@homsym.de

<u>Wichtige Hinweise</u>

Umschlagfoto: © Chad McDermott - Fotolia
Bilder Innenteil: »Verletzung« © Pedronet (Flickr.com), »Rettungsring« © FotoLyriX (Fotolia)
   »Arzneitasche« © Martin Bomhardt
Bearbeitung: Martin Bomhardt
Satz und Gestaltung: Hanne Ziegler, Martin Bomhardt
Druck: Druckhaus Köthen GmbH, 06251 Köthen
Printed in Germany 2011
ISBN 978-3-937095-17-2

Inhaltsverzeichnis

Notfälle

Anhang

Wir reisen nicht, um anzukommen,
sondern um unterwegs zu sein.
(Goethe)

Einleitung

Danksagung

Es ist höchst erfreulich, dass dieses mir am Herzen liegende Büchlein, dessen erstmaliges Erscheinen vor vielen Jahren durch die unermüdliche Tatkraft von Frau Dr. Elvira Weißmann-Orzlowski vom Haug Verlag verwirklicht wurde, jetzt von meinem geschätzten Verleger-Freund Martin Bomhardt wieder aufgegriffen wurde. Mein praller Dank gilt ihm, dass er es dem leidenden Laienpublikum zu dessen homöopathischer Selbstständigkeit abermals zur Verfügung stellt und dadurch an einer bewussteren und somit gesünderen Menschheit mitarbeitet.

Warnsignal

Wie bei allen meinen Büchern, stelle ich auch bei diesem Band den Anspruch auf Unvollkommenheit. Denn er ist nicht mehr als eine einfache Lektüre für Laien und Lernende, die sich der Homöopathie verschreiben. Keinesfalls ist er ein Buch, dessen Inhalt ohne Einführung in die Prinzipien der Homöopathie angewandt werden sollte. Dazu bedarf es des fleißigen Lesens meiner und anderer Bücher (z. B.: »Enders' Handbuch Homöopathie«). Wie rasch Sie die Inhalte dann selbstständig anwenden dürfen, wird durch das Maß des Vertrauens in Ihre eigene Person begrenzt werden.

Hinweis

Bevor Sie sich ärgern, weil diese oder jene Angabe fehlt, sollten Sie Ihren Stift zur Hand nehmen und mir Ihren Einfall auf der beigefügten Postkarte mitteilen. So können Sie bei der nächsten Auflage dazu beitragen, dass dieses Büchlein den Bedürfnissen seiner Leser noch besser entspricht. Inzwischen sollten Sie sich – vor jeglicher Anwendung – das Folgende gut einprägen.

Warum ist Homöopathie unterwegs ganz besonders angezeigt?

Strafen Sie die landläufige Meinung Lügen, die nichtwissend kundtut, Homöopathie sei nur bei chronischen Krankheiten wirksam, indem Sie nach den Ratschlägen in diesem Buch akute Geschehen galant und sicher behandeln, während andere nach Hilfe schreien!

Gebrauchsanweisung

Dieser kleine Ratgeber ist in drei Abschnitte aufgeteilt (Verletzungen, Notfälle, Akute Beschwerden) und darin alphabetisch von A–Z. So finden sie rasch, wonach Sie suchen, im entsprechenden Abschnitt unter dem Stichwort selbst oder unter dem Oberbegriff. Das heißt, dass Sie beispielsweise »Bluterguss« unter »Bluterguss« im Abschnitt »Verletzungen« finden, »Kälteeinwirkung« unter dem Oberbegriff »Wetterbedingte Beschwerden« im Abschnitt »Akute Beschwerden« oder »Astmaanfall« im Abschnitt »Notfälle«. Im Zweifel ziehen Sie das ? Stichwortverzeichnis zu Rate. Dort sind alle Ihre Probleme, Beschwerden und Befindlichkeitsstörungen unter ihrem entsprechenden Namen zu finden.

Für akute Dilemma muss die Arznei nicht unbedingt personenbezogen, sondern nur ähnlich der Erscheinung sein. Also, nehmen Sie Ihren Markierstift in die Hand und streichen Sie an, was Sie für Ihr Unterwegssein beachten möchten.

Zur Gepäckerleichterung besorgen Sie sich 1-Gramm-Röhrchen oder packen einige Kügelchen in Aluminiumfolie ab und beschriften sie entsprechend. Damit kommen Sie sehr gut aus (? Reiseapotheke).

Ihre spezifische Notfallarznei (z. B. für Asthmaanfälle) besorgen Sie sich am besten in Tropfenform, damit Ihnen bei bedrohlicher oder gar ohnmächtiger, handlungsunfähiger Gegebenheit die Tropfen hinter die Unterlippe geträufelt werden können!

Wie wähle ich die richtige Arznei?

Suchen Sie bei Beschwerden nicht nach Erklärungen der möglichen Ursache, also nicht nach dem *Warum*, sondern wählen Sie aus vorgegebenen Arzneien die den Störungen *ähnlichste* Arznei aus. Dazu fragen Sie sich oder Ihren Patienten nach dem:

- **Wo** tut's weh (Ort, Ausdehnung, Aussehen der Störung), nach dem
- **Wie** tut's weh (Empfindung, Ausscheidung der Störung), nach dem
- **Wann** tut's weh (Beginn, Auslösung und Umstände der Störung).

Das bedarf natürlich auch Ihrer genauen Beobachtung, denn nicht alle Menschen sind anfangs fähig, sich hilfreich auszudrücken. Aber durch ständige Übung mit Hilfe dieser drei Fragen, werden Sie sich besser kennen lernen, werden sich Ihrer leidenden Situation bewusster und können sie besser annehmen, um sie letztlich mit einer sorgfältig gewählten Arznei loszuwerden. Versuchen Sie's, Sie werden mit Wohlbefinden belohnt.

Wo erwerbe ich die Arzneien?

Alle Arzneien sind nur in der Apotheke erhältlich. Sie brauchen jedoch nicht vom Arzt verschrieben zu werden, sind also jederzeit ohne Rezept frei käuflich (→ *Reiseapotheke*). Selbstverständlich können Sie sich die Arzneien auch von Ihrem Arzt verschreiben lassen und über Krankenkasse abrechnen oder Ihrer Versicherung zur Kostenerstattung einreichen.

Welche Arzneiform soll ich wählen?

Die meisten Arzneien werden in drei Darreichungen angeboten: Kügelchen, Tabletten und Tropfen. Einige Arzneien, vor allem Säuren (Acidum), Phosphorus, Bromum und Petroleum sind in tieferen Potenzen nur flüssig verfügbar. Die metallischen Arzneien hingegen sind bis D8 nur in Tablettenform, erst darüber hinaus flüssig oder als Kügelchen erhältlich. Ihre spezifische Notfallarznei erwerben Sie verständlicherweise eher in Tropfenform, die Sie hinter die Zunge träufeln, von wo sie rasch aufgenommen werden. Für weniger notfällige Beschwerden ziehen Sie Kügelchen vor. Die Tablettenform ist eine reine Geschmackssache. Falls die angegebenen D-Potenzen nicht erhältlich sind, können Sie auch C-Potenzen in der derselben Höhe verwenden.

Warum ist die Arzneipotenz relativ hoch gewählt?

Vielleicht werden Ihnen die angegebenen Potenzhöhen auffallen. Es gibt erstaunlicherweise auch Kollegen, die meine Bücher nur erwerben, um daran herumzukritisieren und um ihren Patienten klarzumachen, wie unhomöopathisch »dem *Enders* seine Bücher« sind wegen der »gefährlichen« Hochpotenzen. Nun, erstens gibt es keine »gefährliche Homöopathie«, sondern nur »gefährliche Homöopathen«. Zweitens ist die Heilwirkung einer Arznei, falls sie *passend* gewählt wurde, unabhängig von der Potenzhöhe. *Eine sorgfältig ausgesuchte Arznei wirkt in jeder Potenz!*

Das ist keine nackte Behauptung, sondern eine wohl gekleidete Erfahrung. Die hier genannten höheren Potenzen haben nur einen Grund: Ihr Gepäck zu erleichtern! Sie brauchen nämlich im Bedarfsfall die Gaben nicht so oft zu wiederholen, sparen Kügelchen und damit Gewicht, das Sie für die unbedingt notwendigen Extras Ihrer Kinder (ein drittes Paar Bermuda-Shorts, zerschnittene T-Shirts, aufgeschlitzte Jeans) nervengünstiger verwenden können. Ich setze einfach voraus, dass Sie dieser menschenfreundlichen Absicht stillschweigend beipflichten.

Was heißt: 1 Gabe?

Eine Gabe sind fünf Tropfen oder fünf Kügelchen oder eine Tablette. Diese Gabe verabreichen oder nehmen Sie zehn Minuten vor oder nach dem Essen oder Trinken ohne Wasser auf die Zunge.

Wie und wann verabreiche ich eine Arznei?

Bei akuten Störungen

Bei akuten Störungen wiederholen Sie die Gabe stündlich oder zweistündlich, wie im Text angegeben. Sobald die Beschwerden spürbar nachlassen, nehmen Sie die Arznei weniger häufig. Das heißt, Sie wiederholen entsprechend der Intensität der Beschwerde.

Im Notfall

Im Notfall können Sie jede Arznei in einem Viertel Liter Wasser mit einem Plastiklöffel »verkleppern«, davon alle fünf Minuten einen gewöhnlichen Schluck trinken lassen oder mit dem Plastiklöffel eingeben. Behalten Sie das Wasser vor dem Schlucken einen Augenblick lang im Mund, damit die Arznei über die Schleimhäute rascher aufgenommen werden kann.

Bei Besserung der Beschwerden

Wenn nach einer Arzneigabe eine Besserung der Beschwerden eintritt, so warten Sie mit der nächsten Wiederholung, bis Sie den Eindruck haben, dass die Wirkung der Arznei spürbar nachlässt.

Nach akuten Störungen

Nach Besänftigung der akuten Störungen werden die verschiedenen Potenzierungen bis zur Ausheilung je nach Bedarf auf etwa folgende Weise eingenommen:

bis D3 – dreimal täglich eine Gabe zu 20 Kügelchen, Tropfen oder 3 Tabletten
D6 – dreimal täglich eine Gabe
D12 – zweimal täglich eine Gabe
D30 – einmal wöchentlich eine Gabe oder nach Bedarf
D200 – einmal monatlich eine Gabe oder nach Bedarf

Wann darf ich die Gabe wiederholen?

Nochmals: Wenn nach einer Arzneigabe eine Besserung der Beschwerden eintritt, so warten Sie mit der nächsten Wiederholung bis Sie den Eindruck haben, dass die Wirkung der Arznei nachlässt. Eine Steigerung der Arzneiwirkung durch eine höhere Kügelzahl bei der Einzelgabe oder durch vermehrte Wiederholung der Gabe ist nicht zu erwarten. Der Arzneireiz benötigt einen gewissen Zeitraum und einen bestimmten Zeitablauf, bis er anspricht. Dieser Arzneireiz wird durch ein Kügelchen oder einen Tropfen genauso erreicht wie durch zwanzig oder hundert. Die Qualität einer Arznei steht in keinem Bezug zur Quantität: Nicht Menge macht Gesundheit. Menge ist messbar, Gesundheit kann nur qualitativ ermessen werden.

Was heißt »bei Bedarf«?

Einmalig und zuwarten. Wenn das Befinden sich nach drei bis sechs Stunden nicht verändert hat, darf eine weitere Gabe gereicht werden. Bei allerdings schon geringster Besserung stören Sie die Heilung nicht durch einen nochmaligen Arzneireiz. Das kann in die Hose gehen!

Was heißt »alle 10 Minuten«?

Wiederholen Sie die Arznei so lange, bis sich eine spürbare Besserung einstellt. Dann unterlassen Sie weitere Gabe so lange, bis sich die Beschwerden wieder verschlimmern. So verfahren Sie mit jeder Arzneigabe!

Hat die Arznei Nebenwirkungen?

Die homöopathische Arznei hat keine Nebenwirkungen und verträgt sich mit chemischen Medikamenten wie Insulin- oder Schilddrüsentabletten. Das beweist die Erfahrung. In über 200 Jahren angewandter Arznei hat sie nie einen Schaden hinterlassen. Wenn Sie also eine falsch gewählte Arznei einnehmen (wie das Kinder gern heimlich tun!) wie etwa Cantharis für blasige Verbrennung oder für Blasenentzündung, dann heißt das nicht, dass Sie dadurch von einer der beiden Beschwerden geplagt werden.

   Bei sehr empfindsamen Menschen und bei zu häufiger Wiederholung der Arzneigabe kann es allerdings zu überschießenden Reaktionen kommen. In obigem Beispiel etwa zu heftigem Brennen an Haut und Schleimhäuten. Diese Reaktion ist jedoch nicht als schädliche Arzneiwirkung zu betrachten, sondern als Zeichen einer richtigen Arzneiwahl. Nach Absetzen der Arznei verschwindet diese sogenannte *Erstverschlimmerung* bald wieder.

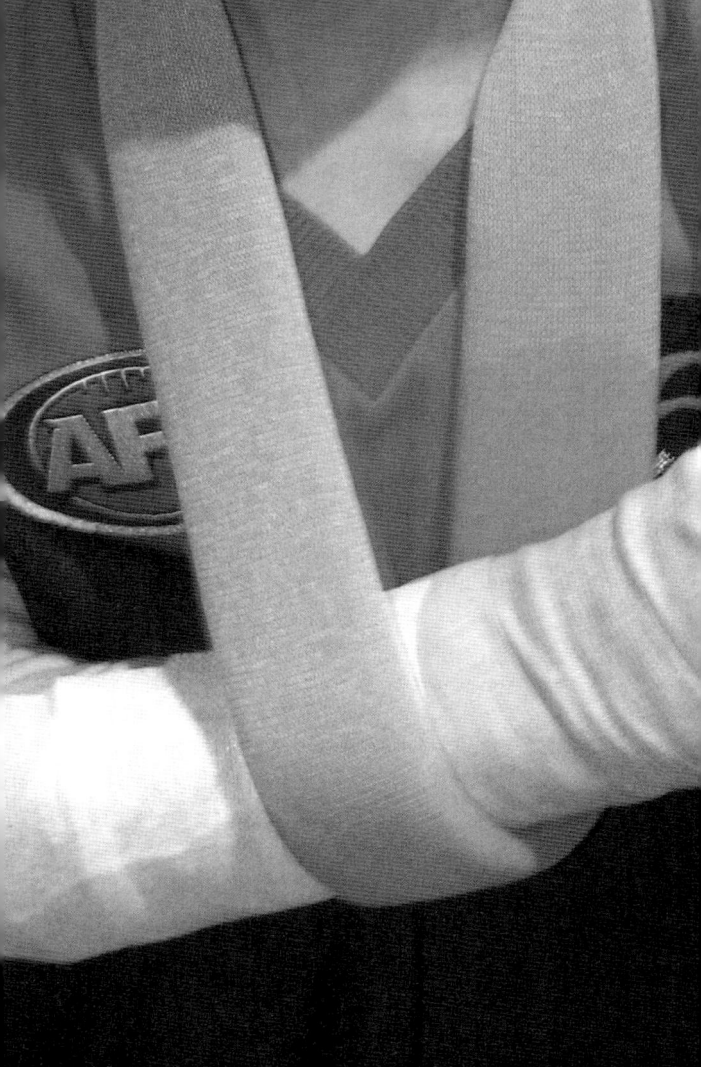

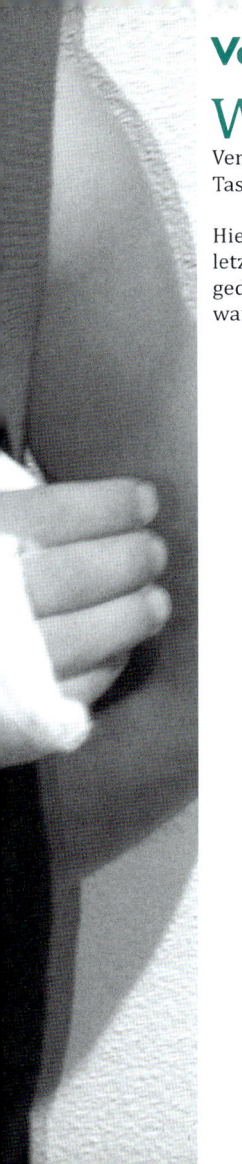

Verletzungen

Wer sich leicht und oft verletzt oder besser: wer sehr verletzlich ist, sollte die Verletzungsarzneien gut im Kopf und in der Tasche haben.

Hier können Sie viel für sich und andere Verletzte tun, während Umstehende hilflos, ungeduldig und aufgeregt auf den Notfalldienst warten. Viel Glück!

Erste Hilfe

Arnica D30
einmalig

Jede Verletzung, Verwundung, innerlich, äußerlich, offen, geschlossen, auch Gehirnerschütterung, Muskelkater, Operationen, Zahn ziehen bedarf zunächst dieser Arznei. Sie mindert den Schmerz, sowie äußeres und inneres, unsichtbares Bluten. Danach erst unterscheiden Sie, welche spezifischere Arznei zu wählen ist!

Cuprum metallicum D30
2 x täglich

Muskelriss

Rhus tox D30
2 x täglich

Verrenken, Verzerren

Aconitum D30
2 x täglich

Augenverletzung

Bellis D30
2 x täglich

Brustverletzung mit Bluterguss; Schürfwunden

Hypericum D30
2 x täglich

Rückenverletzung; Finger-, Zehenquetschung, Stichverletzung der Fußsohle

Zweite Hilfe

Acidum sulfuricum D3
3 x täglich

Bluterguss

Calendula D4
3 x täglich

Risswunden

Staphisagria D3
3 x täglich

Schnittwunden

Bellis D3
3 x täglich

Schürfwunden

Ledum D30
1 x täglich

Stichwunden

Conium D30
1 x täglich

Brustverletzung mit anschließender Gewebs-
verhärtung

Art der Verletzung

Bissverletzung

• Hundebiss

Calendula D4
3 x täglich

Hundezähne verursachen in der Regel Risswunden (→ *Verwundungen*), seltener Stichwunden

**Hydrophobinum
D30**
1 x täglich

beugt der Tollwut vor; Arznei 1 Woche lang
einnehmen. Bei Tollwutverdacht unbedingt
Arzt aufsuchen!

• Katzenbiss

Ledum D30
1 x täglich

besonders am Daumen; Katzenzähne wirken
wie eine Stichverletzung

Lachesis D12
2 x täglich

bei anschließender Blutvergiftung

• Schlangenbiss

Ledum D30
stündlich

Folge von Stich; Bissstelle mit scharfem Messer sofort tief ausschneiden, falls Sie mutig
genug sind!

> ┌─ **Gut zu wissen** ────────────────
> Der Schlangenbiss selbst ist oft nicht töd-
> lich; über 80 % der Gebissenen sterben al-
> lerdings aus Schreck an Herzversagen

Arsenicum album D30
stündlich

bei großer, ruheloser, hinfälliger Schwäche

Lachesis D30
stündlich

bei Herzbeschwerden

Vipera D30
stündlich

bei Herzbeschwerden durch Vipernbiss; Vorsicht beim Camping, vor allem beim wilden Campen!

Belladonna D30
einmalig

zur Beruhigung des Gebissenen nach den obigen Arzneien

Zusätzlich

Golondrina-Tinktur auf alle Wunden geben; bei Klapperschlange (Südamerika) Indigo-Pulver, bei Mokassinschlange (Nordamerika) oder Buschmeisterschlange (Surinam) Cedronsamen auf die Wunde streuen und gleichzeitig kauen.

• Spinnenbiss

Tarantula cubensis D12
stündlich

Arznei bis zum Aufsuchen eines örtlichen Arztes einnehmen; notfalls auch:

Ledum D30
stündlich

Folge von Stich

Blutergüsse

Acidum sulfuri-cum D3
2-stündlich

Arznei nach Arnica D30 verabreichen, falls nach der Verletzung ein Bluterguss überbleibt; auch bei Brillenhämatom um das Auge mit ausgefranstem Rand und glasiger Schwellung angezeigt, außer:

Ledum D30
1 x täglich

Brillenhämatom um das Auge; Rand glatt, wie gemalt; Sie verlangen nach einer kalten Auflage

Quetschung

Hypericum D30
bei Bedarf

Nervenquetschung

Acidum carboli-cum D6
alle 10 Minuten

durch stumpfe Gegenstände

Stichverletzung

• durch Skorpione

Scorpio C30
bei Bedarf

Stachel entfernen, Meersalz oder auch Kochsalz der Wunde als Paste auflegen (Hersteller: Stauffen-Pharma, Göppingen)

• durch Wassertiere

Ledum D30
1 x täglich

Stacheln entfernen, Wunde mit:

Calendula-Salbe
2 x täglich

einreiben und verbinden

Silicea D12
2 x täglich

wenn der Stachel abbricht, zurückbleibt und die Wunde sich entzündet

Verwundungen

Calendula D4
3 x täglich

Risswunden durch Stacheldraht, Hundebisse usw.

Hamamelis D4
3 x täglich

Risswunde mit anhaltender, dunkler Blutung; die verletzten Teile fühlen sich wie gequetscht an

Acidum carbolicum D6
3 x täglich

Risswunde und Quetschung durch stumpfe Gegenstände, vor allem an den Finger- und Zehenspitzen

Staphisagria D3
3 x täglich

Schnittwunden, auch beim Operationsschnitt, falls Sie unterwegs notfällig unters Messer müssen

Bellis D3
3 x täglich

Schürfwunden; Arznei so lange verabreichen bis die Krusten abfallen; so hinterlassen Schürfungen keine Narben

Ledum D30
1 x täglich

Stichwunden, auch Insektenstiche, Spritzen, Spritzenabszess; kalte Auflage lindert; außer:

Scorpio C30
bei Bedarf

Skorpionstich; Stachel entfernen, Meersalz oder auch Kochsalz der Wunde als Paste auflegen (Hersteller: Stauffen-Pharma, Göppingen)

Ort der Verletzung

Augen

Aconitum D30
bei Bedarf

stumpfes Trauma; jede Verletzung durch einen stumpfen Gegenstand bedarf nicht wie gewöhnlich der Arnica, sondern dieser Arznei; der Schreck ist bei der Arzneiwahl höherwertig als die Verletzung selbst

Acidum sulfuricum D3
2-stündlich

Boxerauge; Blutergussrand ausgefranst, glasige Schwellung

Ledum D30
1 x täglich

Boxerauge; Blutergussrand glatt, wie gemalt; Verlangen nach einer kalten Auflage

Conium D6
3 x täglich

Linsenverletzung (evtl. mit anschließendem Katarakt)

Ledum D30
1 x täglich

Oberlidverletzung (evtl. mit anschließender Lidlähmung)

Bewegungsapparat

• Knochenbruch

Symphytum D4
3 x täglich

glatter Bruch; Arznei fördert Kallusbildung

Acidum carbolicum D6
3 x täglich

offener Bruch mit starker Verschorfung der Wunde

Bovista D6
3 x täglich

chronische Schwellung nach Fraktur; Gewebe eindrückbar

Strontium carbonicum D12
2 x täglich

chronische Schwellung nach Fraktur; Gewebe *nicht* eindrückbar

• Knochenhautverletzung

Ruta D3
3 x täglich

durch Prellungen, besonders am Schienbein oder bei Sehnenbeteiligung

• Meniskusverletzung

Petroleum D12
2 x täglich

absolute Ruhigstellung des Gelenks ist erforderlich! Arznei mindestens 6 Wochen lang einnehmen

• Muskelriss

Arnica D30
2 x täglich

Schmerzen, Bluterguss, traumatische Entzündung

Calendula D4
3 x täglich

nach Arnica D30, falls die Schmerzen andauern

Bryonia D30
2 x täglich

sehr starke Schmerzen bei der geringsten Bewegung und Besserung durch Ruhigstellung

• Sehnenverletzung

Rhus tox D30
2 x täglich

Zerrung der Achillessehne, Entzündung der Kniescheibensehne

┌─ **Beachte** ─────────────────────
Mit Arnica-Gel oder Ruta-Öl einreiben, bandagieren!

Symphytum D4
3 x täglich

Sehnenriss; Arznei zu gleichen Teilen mischen mit:

Ruta D3
3 x täglich

davon 20 Tropfen je Gabe; oder:

Anacardium D4
3 x täglich

falls nach dem Sehnenriss starke Schmerzen verharren

• Verrenkung, Verstauchung, Zerrung

Rhus tox D30
1 x täglich

Zerrung von Gelenkkapseln, Sehnen, Bändern; Arznei für Fußballer, Skifahrer, Skater, Tennisspieler, Tänzer usw., auch vorbeugend empfehlenswert, falls Ihnen das Malheur vertraut ist

Finger

Silicea D12
2 x täglich

Glassplitterverletzung ohne Eiterung

Hepar sulfuris D30
2 x täglich

Glassplitterverletzung mit Eiterung

Hypericum D30
bei Bedarf

einfache Quetschung; Schmerz lässt garantiert nach 10 Minuten nach!

Acidum carbolicum D6
stündlich

Quetschwunde mit Riss

Haut

• Blasen beim Wandern

Radler, Wildcamper und Wanderer sind der Natur am nächsten, atmen die Kraft der Schöpfung und spüren, wie der Schöpfergeist ihre Seele erfüllt. Damit dieser seltene Genuss nicht von Schmerzen getrübt wird, pflegen Sie Ihre Füße mit *Arnika-Gel* oder *Ruta-Öl*, mit Schafswollsocken und kurz geschnittenen Zehennägel. Im Rucksack tragen Sie sicher schon *Tabacum D30* oder Traubenzuckerwürfel für den »Spontanhypo« (Unterzuckerung) mit sich, der sich mit Schwindel und Energieabfall bemerkbar macht. Bei heißem Wetter sollten Sie daran denken, Ihren Durst nur durch Quellwasser, mit einer Prise Salz versetzt, zu löschen. So gerüstet brauchen Sie die angeführten Arzneien wahrscheinlich nur für die Unvorbereiteten. Viel Freude!

Allium cepa D30
bei Bedarf

Stechen, Brennen; sehr bewährt!

Cantharis D30
bei Bedarf

Brennen

┌─ **Beachte** ──────────────────
Blase nicht aufstechen, falls bereits offen, nicht die Haut abziehen, sie dient als Infektionsschutz; eiskalte Umschläge sind erlaubt.
└────────────────────────────

• Quallenverletzung

Rhus tox D30
bei Bedarf

Jucken, Brennen, Bläschen, Fieber

Medusa D30
bei Bedarf

Brennen wie Feuer, Schürfwunden, Fieber

• Schürfwunden

Bellis D3
3 x täglich

bis zur Unterhaut aufgeschürft; Wunden heilen ohne Narben ab

• Verbrennung I. Grades

Legen Sie zuerst einen kalten und danach einen warmen Umschlag auf, um an der Reaktion die Arznei besser unterscheiden zu können. Und vergessen Sie nicht: Auch der Sonnenbrand und der Quallenbrand (Jellyfish, Meduse) entsprechen einer Verbrennung ersten und zweiten Grades.

Apis D30
3-stündlich

helle Röte, Hitze, stechendes Brennen, wässerige Schwellung; Kälte lindert

Aconitum D30
3-stündlich

helle Röte, trockene Hitze, flache Schwellung; Kälte lindert

Belladonna D30
3-stündlich

kräftig rot wie eine Tomate, flache Schwellung, Wärme lindert

Arnica D30
3-stündlich

Arznei nicht vergessen! Folge von Verletzung; Sie fühlen sich wie zerschlagen, sind höchst berührungsängstlich

• Verbrennung II. Grades

Rhus tox D30
3-stündlich

juckende Bläschen, kühler Umschlag tut gut; Sie verspüren viel Durst auf Kaltes und trinken viel

Cantharis D30
3-stündlich

brennende Blasen, kühler Umschlag tut gut

Arsenicum album D30
3-stündlich

brennende Bläschen, warmer Umschlag tut gut; Sie verspüren brennenden Durst, trinken aber nur wenig

• Verbrennung III. Grades

Calendula D4
stündlich

Blasen brechen auf

Causticum D30
2 x täglich

Wunde wie rohes Fleisch, schmerzt wie verätzt

Pyrogenium D30
1 x täglich

Wunde wie rohes Fleisch, beginnt zu stinken

Acidum carbolicum D6
3 x täglich

Geschwüre mit starker Verschorfung

• Verbrühen der Zunge

Eine Arznei für neugierige, übereilte Menschen, die ihr Ziel nicht rasch genug erreichen können:

Hamamelis D4
alle 10 Minuten

der Lippen, der Zunge, der Mundschleimhaut

Hirn-Schädel

• Gehirnerschütterung

Arnica D30
2 x täglich

rotes Aussehen; Gefühl, »alles ist zu hart«, Verletzter möchte deshalb weich liegen, jede Erschütterung ist schmerzhaft

Opium D30
2 x täglich

bläulich gedunsenes Aussehen; Gefühl, »alles ist zu weich«, Verletzter möchte deshalb hart liegen, Erschütterung ist *nicht* schmerzhaft

Hyoscyamus D30
2 x täglich

blasses Aussehen; Kopfweh mit Schwindel

Cicuta virosa D30
2 x täglich

epileptiforme Krämpfe während der Verletzung; der Verunglückte ist dabei bewusstlos; danach hat er keine Erinnerung an das Geschehene

• Hirnverletzung

Arnica D30
2 x täglich

Folge von Blutung; Kopfschmerz, Ängste

Hypericum D30
2 x täglich

Folge von Nervenquetschung; Verletzter jammert hypochondrisch

Stramonium D30
2 x täglich

Verletzter will das Bett verlassen; rotes Aussehen

Hyoscyamus D30
2 x täglich

Verletzter will das Bett verlassen; blasses Aussehen

Nerven

Hypericum D30
bei Bedarf

Schnitt, Quetschung

Rippen

Bellis D3
3 x täglich

Prellung, Rippenbruch; Gefühl, »wie ein Schlag auf die Brust«; Arznei sehr bewährt!

Ranunculus bulbosus D30
I x täglich

Nervenschmerzen nach einer Prellung halten an

Arnica D30
I x täglich

Rippenfellentzündung nach einer Prellung mit blutigem Erguss

Wirbelsäule

• Rückenschmerz nach Verletzung

Arnica D30
2 x wöchentlich

Therapiebeginn, Arznei immer zuerst geben, 1 Woche lang; danach:

Hypericum D30
2 x wöchentlich

4 Wochen lang geben; bei Nichterfolg mit:

Natrium sulfuri-cum D12
2 x täglich

versuchen; ebenso 4 Wochen lang geben; Kur bedarfsweise wiederholen

• Schleudertrauma der Halswirbelsäule

Arnica D30
1 x täglich

Therapiebeginn, Arznei immer zuerst geben, 1 Woche lang; danach:

Hypericum D30
2 x wöchentlich

4 Wochen lang geben; danach:

Ruta D3
3 x täglich

4 Wochen lang geben

• Steißbeinschmerz nach Verletzung

Hypericum D30
1 x täglich

in der Folge von Nervenquetschung

Ruta D3
3 x täglich

in der Folge von Knochenhautverletzung

Tetanus-Vorbeugung

Arnica D30
1 x täglich

bei jeder offenen Wunde diese Arznei verabreichen; außer:

Hypericum D30
1 x täglich

bei Quetschwunden oder Verletzungen der Finger, Zehen und Fußsohlen

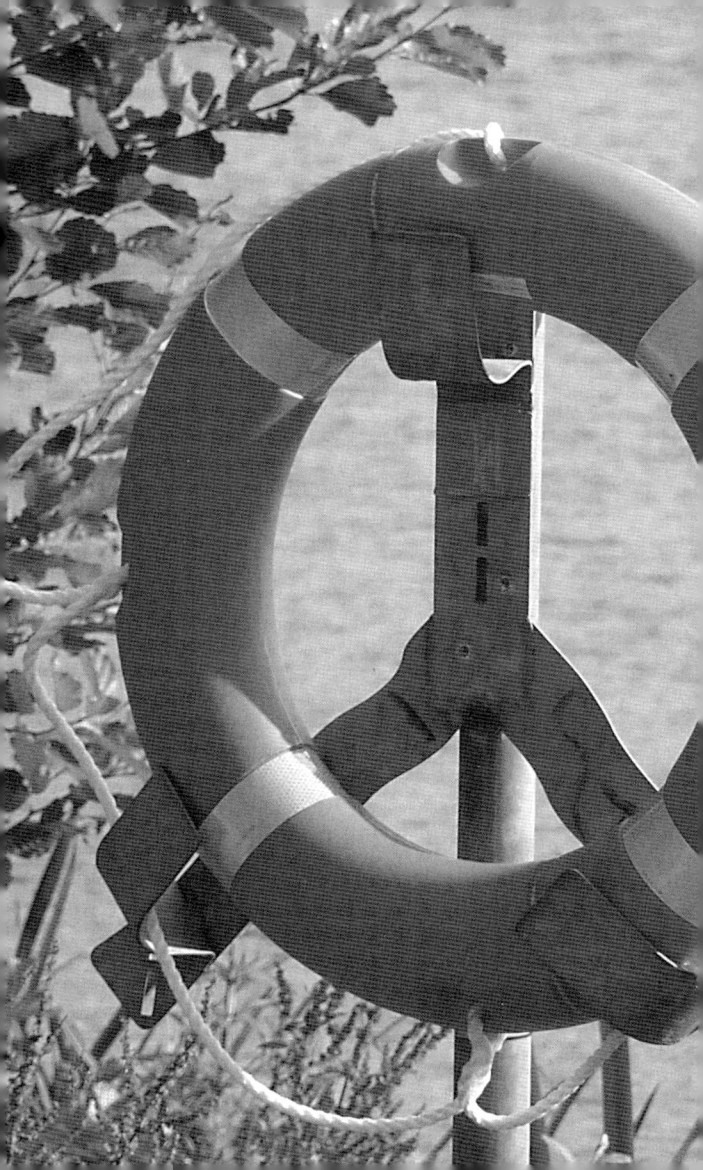

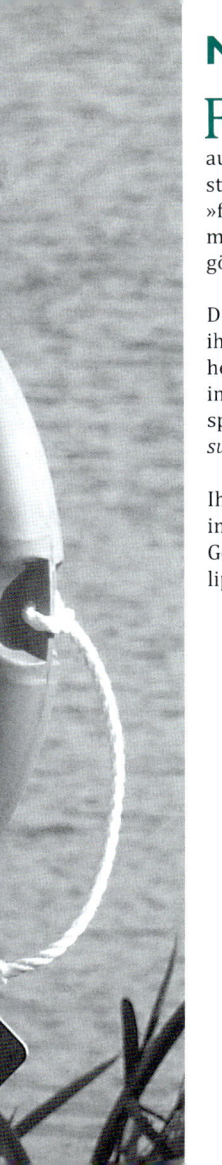

Notfälle

Freunde und Patienten erlebe ich, die sich mit einer Tragetasche voller Fläschchen auf den Weg machen. Natürlich ist es verständlich, dass pingelige Menschen etwas »für jede Eventualität eines möglichen Falles« mitschleppen. Diese Beruhigung sei Ihnen gegönnt.

Der Gelassenere unter Ihnen wird sich für die ihm mehr oder weniger bekannten Gegebenheiten seine Ration an Arzneien auslesen, sie in 1-Gramm-Fläschchen abpacken und entsprechend beschriften (→ *Gebrauchsanweisung*).

Ihre persönliche Notfallarznei besorgen Sie in Tropfenform, damit Ihnen bei bedrohlicher Gegebenheit einige Tropfen hinter die Unterlippe geträufelt werden können!

Asthmaanfall

Sollten Sie an Asthma leiden, dann werden Sie sich sicherlich der Umstände (Modalitäten) bewusst sein, bei denen sich Ihr Leid verschlimmert. Für Ferienaufenthalte meiden Sie selbstredend entsprechende Gegenden und ziehen wohltuende Wetterlagen vor. Für alle Fälle jedoch wählen Sie hierunter Ihre passende Arznei aus.

Aconitum D30
bei Bedarf

plötzlicher Beginn bei eckigen, trockenen, unruhigen, ängstlichen Menschen, die Kühle suchen

Belladonna D30
bei Bedarf

plötzlicher Beginn bei rundlichen, schwitzigen Menschen, die Wärme suchen

Ipecacuanha D4
stündlich

blasses Gesicht mit roten Wangen; grobblasiges Rasseln; anhaltende Übelkeit, saubere Zunge

Tartarus stibiatus D6
stündlich

blasses Gesicht; feinblasiges Rasseln; dick weiß belegte Zunge

Arsenicum album D30
bei Bedarf

bei nächtlichem Anfall, besonders um Mitternacht; Sie frieren, wickeln sich in Decken, aber Ihr Kopf muss frei bleiben und das Fenster geöffnet sein

Acidum hydro-cyanicum D30
alle 10 Minuten

bei bedrohlichem Anfall nachts, eiskalte Schweiße, bläuliche Haut, blassblaue Lippen; Hals, Brust wie zugeschnürt; röchelnde Atmung

Bauchkolik

Belladonna D30
bei Bedarf

beugt sich rückwärts

Colocynthis D30
bei Bedarf

beugt sich vorwärts

Blinddarmentzündung

Bauchweh im Magenbereich, später im rechten Unterbauch mit Fieber, Übelkeit, Erbrechen; Abwehrspannung des Bauches, Druck- und Klopfschmerz, Loslassschmerz im rechten *und* linken Unterbauch, Temperaturdifferenz, unter dem Arm (axillär) und im After (rektal) gemessen, um mindestens 1°C. Derart äußert sich der akute, aber noch nicht operationsreife Blinddarm!

Aconitum D30
einmalig

Froststadium mit wenig Schmerz; Erkrankter sehr unruhig

Bryonia D30
stündlich

stechende Schmerzen bei der geringsten Bewegung; Erkrankter sehr durstig

Rhus tox D30
stündlich

beginnende Sepsis, geschwollen, berührungsempfindlich; Erkrankter sehr unruhig

Arsenicum album D30
stündlich

Schüttelfrost, hektische Unruhe, Brechdurchfall; Erkrankter hat wenig Durst; möchte warm zugedeckt sein

Lachesis D30
stündlich

ganzer Bauch empfindlich, sticht bis zum Rücken, in die Oberschenkel; Erkrankter liegt mit angezogenen Beinen im Bett

Echinacea D2
stündlich
20 Kügelchen

Blutvergiftung (septisches Fieber); Erkrankter sehr müde

Bluterbrechen

Bluten ist immer ein dramatisches Geschehen. Bei Kindern tritt Bluterbrechen selten auf und wenn, dann lassen Sie sicherheitshalber einen Arzt nachsehen. Erwachsene leiden in diesem Fall zumeist an einem stressbedingten Magengeschwür, das bis zum Erbrechen langsam vor sich hin blutete. Eine der Arzneien wird die Dramatik drosseln. Dann entspannen Sie erst mal richtig ohne Aktionsplanung, faulenzen, gucken Löcher in die Luft und suchen erst zu Hause einen Facharzt auf.

Ipecacuanha D4
alle 10 Minuten

helles, reichliches Blut; große anhaltende Übelkeit

Phosphorus D30
alle 10 Minuten

helles Blut, vermischt mit Mageninhalt, schmerzloses Erbrechen

Hamamelis D4
alle 10 Minuten

dunkles Blut; Bauch fühlt sich wie gequetscht an

Brechdurchfall

Betrachten Sie sowohl das Erbrechen als auch den Durchfall zunächst als Versuch des Körpers, sich von »Giften« zu befreien, was nicht behandlungsbedürftig ist. Hält der Zustand jedoch an, dann liegt der Verdacht auf eine Magen-Darmentzündung nahe, die sich mit einer der folgenden Arzneien beruhigen wird.

Veratrum album D30
alle 10 Minuten

heftiges, reichliches, grünes Erbrechen, Sie trinken viel; Durchfall wie Reiswasser oder Spinat; Ihr Körper fühlt sich kalt-feucht an, Sie decken sich ab

Arsenicum album D30
alle 10 Minuten

ausgelöst durch zu kalte Speisen, durch Obst, Milch, Eis, verdorbene Nahrung; Sie erbrechen Säure, Galle ohne Erleichterung; entleeren wenig grünen Durchfall; schlimmer 0 bis 3 Uhr; Sie äußern viel Durst, trinken aber wenig, sind ruhelos, kalt-feucht und decken sich zu

Cuprum metallicum D30
alle 10 Minuten

Ihr Magen krampft, Sie würgen vergeblich, der Enddarm krampft, Sie krampfen überall; Ihr Gesicht färbt sich blau, die Haut bleibt trocken, Sie decken sich ab

Secale D30
alle 10 Minuten

Sie erbrechen Galle und Blut; wässriger, unverdauter Durchfall; Ihre Haut wird kalt, trocken, runzelig, Sie verfallen rasch, äußern großen Durst und decken sich ab

Iris D6
alle 10 Minuten

Erbrechen und Durchfall wässrig, gelb, grün, sauer; schlimmer morgens und von 14 bis 15 Uhr

Jatropha D30
alle 10 Minuten

zähes, eiweißartiges Erbrechen; eiweißartiger Durchfall wie Reiswasser, Sie kühlen rasch aus und krampfen überall

Kreosotum D6
alle 10 Minuten

Erbrechen unverdauter Nahrung lange nach dem Essen; wenn Erbrochenes wie Kaffeesatz aussieht: brechen Sie Ihre Wege ab und suchen einen Gastroenterologen auf!

Darmlähmung

Heftige Schmerzen, geblähter Bauch, Galle- und eventuell Stuhlerbrechen kündigen die Darmverschlingung (Ileus) an. Sollte es Ihnen nach 2 Stunden nicht spürbar besser gehen, dann auf ins Krankenhaus!

Opium D30
bei Bedarf

falls möglich, feuchtheiße Bauchwickel auflegen

Elektrounfall

Es gibt ja nichts, was nicht passieren könnte. Deshalb ist es beruhigend, wenn die 3 folgenden Arzneien ohnehin zu Ihrer Standardausrüstung gehören.

Phosphorus D30
bei Bedarf

blasses Gesicht; Kribbeln, Zittern, Aufregung, Angst

Nux vomica D30
bei Bedarf

scheintot; starr, verkrampft, bewusstlos

Lachesis D30
bei Bedarf

blau verfärbtes Gesicht

Ertrinken, Erste Hilfe

Lachesis D30
einmalig

noch vor künstlicher Beatmung Nase und Lippen damit befeuchten

Gallenkolik

Alles beginnt irgendwann zum ersten Mal. Aber ausgerechnet... unterwegs? Ja, das hatten wir schon!

Bryonia D30
bei Bedarf

ausgelöst durch Ärger über sich selbst; Schmerz schießt bei jeder Bewegung ein; Sie drücken dagegen

Colocynthis D30
bei Bedarf

ausgelöst durch Ärger über Unrecht, worüber Sie tobsüchtig werden können

Chamomilla D30
bei Bedarf

ausgelöst durch Ärger über alles; Sie sind hitzig, überempfindlich, wissen nicht, was Sie wollen

Ignatia D30
bei Bedarf

ausgelöst durch Kummer; Sie sind blass, überempfindlich, wissen nicht, was Sie wollen

Gichtanfall

Und danach heißt die Devise: geliebte alltägliche Dinge meiden wie Kaffee, Alkohol, Fleisch und Hülsenfrüchte. Gute Erholung!

Aconitum D30
bei Bedarf

Brennen oder Eiseskälte, Taubheit, einschießende, krampfende Schmerzen

Belladonna D30
bei Bedarf

nach Durchnässen, Wärme lindert

Arnica D30
bei Bedarf

überanstrengte Gelenke, rechte Großzehe, Kälte lindert

Bryonia D30
bei Bedarf

scharfe, stechende, schneidende Schmerzen bei geringster Bewegung

Harnverhaltung

Durch unten aufgeführte Auslöser ist die gefüllte Harnblase trotz heftigen Blasendranges und entsprechendem Druckschmerz nicht in der Lage, die Blase spontan zu entleeren. Vor dem üblichen Kathetern in der Klinik versuchen Sie es mit:

Aconitum D30
bei Bedarf

ausgelöst durch Angst, Ärger, Aufregung, Wind, Sturm, Wetterwechsel, Unterkühlung, Entzündung

Herzbeschwerden

Die Reaktionen unseres Herzens sind unvoraussagbar auf äußere oder innere Geschehnisse. Sie sind ja nicht nur in den Urlaub zum dringend nötigen Entspannen unterwegs, sondern auch beruflich mit allen Dringlichkeiten und Nöten. Also, packen Sie das Wichtigste für Sie ein.

mit großer Angst, rotes Gesicht

Aconitum D30
bei Bedarf

ausgelöst durch Angst, Aufregung, Ärger, Wind, Sturm, Gewitter, Wetterwechsel, Föhn, Zugluft; Anfall, Druck, Krampf, Rasen, Stolpern, Blutandrang, Übelkeit, Brechreiz,

Arnica D30
bei Bedarf

kräftiger, gestauter, leicht verletzlicher, höchst berührungsempfindlicher Mensch; Herzenge auf der Straße

Aurum D30
bei Bedarf

untersetzter, gestauter, mächtig aufstrebender oder enttäuschter, tief melancholischer Ellbogenmensch; Herzenge in der Stille

mit großer Angst, blasses Gesicht

Tabacum D30
bei Bedarf

plötzlich totenelendes Gefühl mit Übelkeit und Brechreiz; Sie sind höchst schmerzempfindlich

Arsenicum album D30
bei Bedarf

wuchtiges Brennen ums Herz; noch größere Angst als bei Tabacum ergreift Sie, Sie frieren, zittern und bemerken Gefühllosigkeit der Glieder

Carbo vegetabilis D30
bei Bedarf

Erkrankter scheint bereits hinter den Tod entrückt, zeigt blaue Lippen

mit geringerer Angst

Meist verspüren Sie Druck und/oder Krampf, was Ihnen als Angina pectoris bekannt ist oder erstmalig bekannt gemacht wird. Sie ist immer von geringerer Angst begleitet als der plötzliche »Herzanfall«.

Cactus D3
alle 10 Minuten

Herz wie von einer Eisenhand gepackt, die es am Schlagen hindert

zur linken Hand ziehend

Diese Empfindung begleitet nicht in erster Linie Herzgeschichten, sondern zumeist ferner liegende Erkrankungen.

Kalmia D2
alle 10 Minuten 20 Kügelchen

scharf schießende Schmerzen zur Schulter hin; durch Medikamente unterdrücktes Rheuma?

Spigelia D4
alle 10 Minuten

scharf ziehende Schmerzen zum Rücken hin; Angina pectoris, Entzündung, Herzklappenfehler?

Cimicifuga D30
alle 10 Minuten

unterhalb der linken Brustwarze ausstrahlend; Muskelrheuma, Eierstöcke?

mit Taubheit im linken Arm

Diesen Empfindungen liegen schon herznähere Probleme zugrunde.

Aconitum D30
bei Bedarf

Prickeln in den Fingern; entzündlich, nervös?

Kalmia D2
alle 10 Minuten 20 Kügelchen

mit scharfen Schmerzen; Herz erweitert nach Rheuma?

Digitalis D3
alle 10 Minuten

mit langsamem Puls; Herzmuskelschwäche, Entzündung, Wassersucht?

Rhus tox D30
alle 10 Minuten

lahmer Arm; rheumatisch, überanstrengt?

mit Taubheit im rechten Arm

Selten, aber doch vorkommend! Dafür hält die Homöopathie nur eine Arznei zur rettenden Verfügung.

Phytolacca D4
alle 10 Minuten

Prickeln im Arm

mit Taubheit in der rechten Hand

Meist Frauen (aber nicht nur) werden von solcher Empfindung überfallen. Ihr Grund ist weniger im organischen als im nervösen Bereich zu suchen.

Lilium D12
alle 10 Minuten

Blutandrang zur Brust, Herzenge, Atemnot

bei Rauchern

Wenn es soweit kommt, sollten Sie ernsthaft erwägen, das Rauchen aufzugeben!

Convallaria D2
alle 10 Minuten
20 Kügelchen

Stiche, Stolpern; Gefühl, »als höre das Herz auf zu schlagen«

Latrodectus D6
alle 10 Minuten

heftiger Krampfschmerz, zur Achselhöhle ziehend, marmorierte Haut; Todesangst

Herzenge mit drückender Angst

Hier begegnet uns die ganz gewöhnliche Angina pectoris, die Ausdruck eines organischen oder nervösen Geschehens sein kann. Gut gewählt, vergeht Ihr krampfender Druck nach einer Gabe.

Arnica D30
bei Bedarf

rote Angst; Gefühl, »wie ein Elefantenfuß auf der Brust«

Vipera D30
bei Bedarf

blasse Angst; Gefühl, »Herz wie umschnürt«

Cactus D3
alle 10 Minuten

geringere Angst; Gefühl, »Herz wie von einer Faust gepackt«

Herzinfarkt

Frisch

Wenig erfreulich, wenn dies unterwegs geschieht. Aber ein großes Warnsignal, endlich innezuhalten. Die Angst ist beim Infarkt führendes Zeichen der Arzneiwahl, die Sie mit den aufgeführten Arzneien bereits mildern, solange Sie den Notarztwagen sehnsüchtig herbeisehnen.

Crotalus D30
bei Bedarf

Angst vor Erstickung

Lachesis D30
bei Bedarf

Angst vor Beengung

Arnica D30
bei Bedarf

Angst vor Berührung

Aconitum D30
bei Bedarf

Angst vor dem Sterben

Arsenicum album D30
bei Bedarf

Angst vor dem Tod

Tabacum D30
bei Bedarf

Totenelendigkeit

Carbo vegetabilis D30
bei Bedarf

ringt mit dem Tod

Schwäche und Zittern danach

Meist bleibt es bei der zuerst gewählten Arznei. Wenn nicht, haben Sie hierunter die Wahl.

Argentum metallicum D30
bei Bedarf

Sie sind sehr aufgeregt

Veratrum album D30
bei Bedarf

Sie fühlen inneren Frost, wollen trotz eiskalter Haut nicht zugedeckt werden

Tabacum D30
bei Bedarf

Sie fühlen innere Hitze, wollen trotz eiskalter Haut nicht zugedeckt werden

Arsenicum album D30
bei Bedarf

Sie frieren, verlangen nach Wärme, sind von Unruhe und Schwäche ergriffen

Carbo vegetabilis D30
bei Bedarf

Sie fühlen sich äußerst schwach und kämpfen weiter mit dem Tod

Herzklopfen

Zu rasches Klopfen oder auch Herzrasen genannt, wird ausgelöst durch Ärger, Sorgen, Kummer oder auch organische Schäden am Herzen.

Aconitum D30
bei Bedarf

rotes Gesicht; plötzlicher Anfall, große Angst und Unruhe; bewegen Sie sich gemächlich und lassen sich von Ihren Lieben die Hand halten

Natrium muriaticum D30
bei Bedarf

blasses Gesicht; nächtlicher Anfall von 1 bis 3 Uhr, wobei Sie nicht so sehr aufgeregt sind wie bei Aconitum bedürftigen Anfällen

Hexenschuss

Einmal verdreht bei bekanntem »schwachen Kreuz«, und schon ist's geschehen. Prüfen Sie Ihre Beweglichkeit und orientieren Sie an ihr die Wahl der Arznei.

Rhus tox D30
bei Bedarf

ausgelöst durch Überanstrengung; Schmerz wie verrenkt, schlimmer bei anfänglicher Bewegungen

Calcium fluoratum D6
2-stündlich

schwache Knochen; Schmerz besser bei fortgesetzter Bewegung

Bryonia D30
bei Bedarf

schneidender Schmerz bei der geringsten Bewegung

Colocynthis D30
bei Bedarf

stechender, einschießender Nervenschmerz

Beachte

Die beiden letzten Arzneien im Wechsel alle 15 Minuten genommen, sind sehr wirkungsvoll.

Hitzschlag

(→ *Akute Beschwerden, Wetterbedingte Beschwerden, Sonnenstich*)

Natrium carbonicum D30
stündlich

dumpfer, schwerer Kopfschmerz; Sie sind ängstlich verstimmt

Belladonna D30
stündlich

Blutfülle zum Kopf, pulsierendes Stirnkopfweh, das zum Nacken zieht

Cantharis D30
stündlich

mit schwerem Sonnenbrand

Glonoinum D30
stündlich

mit Bewusstlosigkeit

**Natrium sulfuri-
cum D30**
stündlich

mit Schwäche bei hoher Luftfeuchtigkeit

Kehlkopfschwellung (Glottisödem)

Das Glottisödem ist eine allergische Schwellung des Kehlkopfdeckels mit *Erstickungsgefahr*. Trotz aller Tragik seien Sie versichert, dass eine der drei Arzneien heilend eingreift und den Zustand für alle Beteiligten rasch entkrampft.

Sambucus D30
alle 10 Minuten

Sie atmen mit weit geöffnetem Mund; Ihr Kehlkopf krampft

Apis D30
alle 10 Minuten

Sie atmen mit weit geöffnetem Mund, als sei jeder Atemzug der letzte; Kehlkopf krampft *nicht*

Chlorum D30
alle 10 Minuten

Ihr Kehlkopf krampft plötzlich, die Ausatmung ist erschwert, kaltschweißig kollabieren Sie

Kruppanfall

Der Krupphusten ist ein plötzliches, mitternächtliches Geschehen vor allem bei Kleinkindern mit lebensbedrohlicher Dramatik, Atemnot, Halsenge, trockenem, blechernem Husten oder mit Giemen, Pfeifen und Atmen wie durch einen feuchten Schwamm. Gehen Sie mit Mut, Geduld und Gelassenheit und ohne Kortikoide wie angegeben vor. Sie werden belohnt!

Aconitum D30
bei Bedarf

Anfall um Mitternacht, vorher Fieber nach Spaziergang in trockenem, kaltem Wind; Ihr Kind ringt plötzlich nach Atem; große Angst, große Unruhe, Enge, heiße Haut; Arznei immer am Anfang geben!

Ferrum phosphoricum D12
stündlich

Anfall um Mitternacht; weniger plötzlich beginnend, Ihr Kind ist weniger ängstlich

Veratrum viride D30
bei Bedarf

Anfall um Mitternacht; heftiger Beginn, Ihr Kind äußert *keine* Angst!

Spongia D4
alle 10 Minuten

Anfall vom Niederlegen bis Mitternacht; Ihr Kind giemt wie durch einen Schwamm, pfeift, droht zu ersticken; fasst sich mit der Hand an den Hals

Hepar sulfuris D30
bei Bedarf

Anfall gegen Morgen; Ihr Kind wurde heiser nach einem Spaziergang, feinblasiges Brodeln; warmes Trinken erleichtert

Lachesis D30
bei Bedarf

Anfall gegen Morgen; Ihr Kind schrickt mit heftiger Erstickungsangst aus dem Schlaf auf; heftiger Krampf in der Kehle, Hals wie zugeschnürt, äußerst berührungsempfindlich

Bromum D30
bei Bedarf

trockene Enge im Hals; kleine Schlucke kalten Wassers lindern; Ihr Kind verhält sich relativ ruhig

Jodum D30
bei Bedarf

Anfall durch lang anhaltendes, feuchtes Wetter ausgelöst; Kehle wie geschwollen, verschlossen; große Schlucke kalten Wassers lindern; Ihr Kind wird von hektischer Unruhe ergriffen; Arznei ist in allen Stadien angezeigt

Lungenembolie

Man muss schon irgendwo in den Venen Blutgerinnsel gespeichert haben, bevor es zu diesem dramatischen Ereignis kommt. Während Sie auf den Krankentransporter warten, behandeln Sie entsprechend der Erscheinungen.

Lachesis D30
bei Bedarf

plötzlich zerreißender Schmerz; blasses, kaltschweißiges Gesicht, Gefühl zu ersticken, Ohnmacht

Crotalus D30
bei Bedarf

hustet Blut

Carbo vegetabilis D30
bei Bedarf

blasses Gesicht, blaue Lippen; Kranker verlangt, dass Sie ihm frische Luft zufächeln

Tabacum D30
bei Bedarf

blasses Gesicht, Kranker fühlt sich sterbenselend, erbricht

Veratrum album D30
bei Bedarf

blasses, schweißbedecktes Gesicht, eiskalter Körper; Kranker verweigert trotzdem, warm zugedeckt zu werden

Nabelkolik

Vorwiegend eine kindliche Plage aufgrund von Angst, Ärger, Kummer oder von Frust infolge eines verweigerten Wunsches.

Belladonna D30
bei Bedarf

wellenförmiger Schmerz; Ihr Kind beugt sich zurück

Colocynthis D30
bei Bedarf

einschießender Schmerz; Ihr Kind krümmt sich, drückt sich die Faust in den Leib; Arznei im Wechsel einnehmen mit:

Magnesium phosphoricum D12
alle 10 Minuten

krampfender Schmerz; Ihr Kind krümmt sich, reibt sich den Bauch; Wärme und Bewegung erleichtern

Magnesium carbonicum D12
alle 10 Minuten

messerscharfer Schmerz; Ihr Kind beugt sich zurück, reibt sich den Bauch, geht auf und ab

Nierenkolik

Meist ist ja ein Stein die Ursache, aber ich habe auch anderes erlebt. Wenn Ihnen keine der Arzneien hilft, bleibt Ihnen nur die Facharzthilfe.

Belladonna D30
bei Bedarf

plötzliche, wellenförmig pulsierende Schmerzen; Sie beugen sich zurück

Colocynthis D30
bei Bedarf

stechende, einschießende Schmerzen; Sie krümmen sich; Arznei im Wechsel verabreichen mit:

Magnesium phosphoricum D12
alle 10 Minuten

krampfende Schmerzen; Sie krümmen sich, reiben sich den Bauch, lokale Wärme erleichtert

┌─ **Beachte** ─────────────────
Möglichst rasch ein heißes Vollbad nehmen, falls machbar: 2 Liter Tee trinken, danach Treppen steigen!

Ohnmacht, Kollaps, Schock

rotes Gesicht

Diese Art von »roter Ohnmacht« wird Ihnen weniger geläufig sein, weshalb Sie ihr aufmerksame Beachtung schenken mögen.

Aconitum D30
alle 10 Minuten

hellrotes Gesicht; drohender Kollaps; sehr ängstlicher, ruheloser Mensch

Arnica D30
alle 10 Minuten

kräftig rotes Gesicht; apathischer, schreckhafter Mensch

Gelsemium D30
alle 10 Minuten

tiefrotes Gesicht; apathischer, zittriger Mensch

Opium D30
alle 10 Minuten

dunkelrotes Gesicht; apathischer, ruhiger Mensch

blasses Gesicht

In der Eile wird Ihnen die erste Arznei immer dienlich sein. Vergessen Sie trotzdem nicht, sich oder den Ohnmächtigen flach und die Beine hoch zu legen.

Camphora D30
alle 10 Minuten

Ohnmächtiger plötzlich blau im Gesicht, eiskalter Körper, trockene Haut; will zugedeckt werden

Carbo vegetabilis D30
alle 10 Minuten

Ohnmächtiger verglimmt, zeigt blaue Lippen und Nasenspitze, trockene Haut; Blähbauch, Übelkeit, will zugedeckt werden

Tabacum D30
alle 10 Minuten

wie das Bild einer Nikotinvergiftung: Elendigkeit, Herzdruck, Gefühl, »als bliebe das Herz stehen"

Veratrum album D30
alle 10 Minuten

kalter Schweiß im Gesicht; Ohnmächtiger ruhig, will abgedeckt werden

Arsenicum album D30
alle 10 Minuten

kalter Schweiß im Gesicht; Ohnmächtiger ruhelos, will zugedeckt werden

Hyoscyamus D30
alle 10 Minuten

ausgelöst durch den Anblick oder das Hören von fließendem Wasser; Ohnmächtiger erregt, zuckt, Stuhl und Urin gehen unfreiwillig ab

Apis D30
alle 5 Minuten 2 Tr.

anaphylaktischer Schock; Blutdruckabfall

Schreck, Schock

Letztlich sind diese Rubriken Auslösungen eines oft langwierigen Krankheitsprozesses; so auch der Schock, der Sie im Verhalten in allen Schichten Ihrer Person völlig verändern kann.

Aconitum D30
bei Bedarf

unruhig, panisch ängstlich aufgeregt

Arnica D30
bei Bedarf

regungslos, wie erschlagen

Opium D30
bei Bedarf

apathisch, erstarrt, Spucke bleibt Ihnen weg, Stuhl bleibt weg, Sie verstopfen total

Ignatia D30
bei Bedarf

aufgeregt, Sie wissen nicht, was Sie tun

Anhalonium D30
bei Bedarf

erregt, zittrig, aufgebracht

Hyoscyamus D30
bei Bedarf

erregt, Sie lachen, weinen, krampfen, fliehen

Nux moschata D30
bei Bedarf

stimmlos, sprachlos; es hat Ihnen die Sprache verschlagen

Verschlucken

Diese Arznei kann lebensrettend wirken! Sie sollte Bestandteil der dringlichsten Unterwegsversorgung sein.

Cicuta virosa D30
alle 5 Minuten

beim Essen, Gräte oder Sonstiges bleibt im Rachen stecken; Sie husten erbärmlich, laufen allmählich blau an und fallen in Ohnmacht

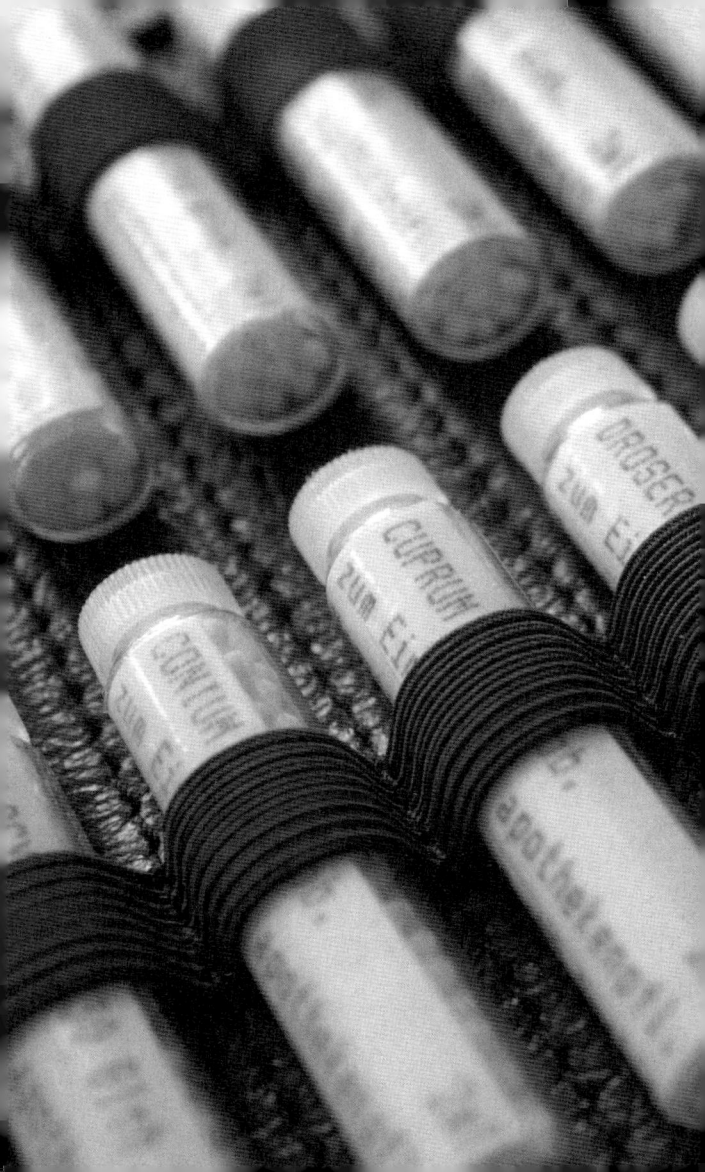

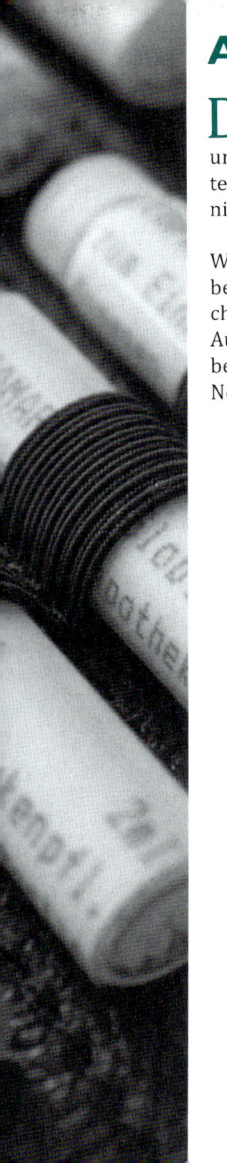

Akute Beschwerden

Die Anregungen aus dem Kapitel → *Notfälle* gelten auch hier: Aussuchen der Arznei und in kleinen Portionen abpacken! Die Potenzen sind hoch genug gewählt, um mit wenigen Kügelchen unterwegs auszukommen.

Wenn Sie allerdings Mitreisenden, Miturlaubern und Unterwegsbekanntschaften gleichermaßen einen doktor- und klinikfreien Aufenthalt bescheren möchten, dann bleibt es bei einer Tragetasche voller Fläschchen. Die Not macht uns zu Helden!

Angst

(→ Durchfall bei Angst, Erregung, Schreck)

von Höhen hinunter zu schauen

Argentum nitricum D30
bei Bedarf

»Hochhaussyndrom«, Tiefe zieht an, fährt in den Magen

Ferrum D30
bei Bedarf

von Brücken auf stehendes oder fließendes Wasser

vor einer Reise

Aconitum D30
bei Bedarf

plötzliche Angst, es könne etwas schiefgehen; Katastrophenpanik, Betroffener ruhelos

Argentum nitricum D30
bei Bedarf

Terminangst, könnte Flug, Zug, Straßenbahn verpassen; Betroffener hastig, ist trotzdem immer viel zu früh

Gelsemium D30
bei Bedarf

Reisefieber! ungerichtete Erwartungsangst; Betroffener zittrig aufgeregt, wie gelähmt in seinen Handlungen

Bryonia D30
1 x täglich morgens

1 Woche vor Abreise bei Sorgen des Betroffenen, sein Geschäft verlassen zu müssen; reagiert grantig

Blasenreizung junger Urlauber

Staphisagria D12
2 x täglich

für Frauen, die ungewohnt und zu häufig Venus spielen, was eine Reizblase zur Folge hat

Clematis D12
2 x täglich

für Männer, die ungewohnt häufig der Venus Opfer bringen; Reizblase und Nervenschmerzen im Genitalbereich

Blutvergiftung

Das ist der berüchtigte rote Streifen unter der Haut mit Ursprung in einer schwelenden Wunde, häufig an den Händen, da dort die Verletzungsgefahr am größten ist.

Lachesis D12
2 x täglich

kräftig roter Streifen

Bufo D12
2 x täglich

blauroter Streifen

Durchfall bei Angst, Erregung, Schreck

Diese Art von Durchfall ist definitiv nervös bedingt. Er ist uns noch aus Prüfungszeiten bekannt und tritt jetzt bei Terminen, unangenehmen Ereignissen oder aufregenden Liebesrendezvous auf.

Argentum nitricum D30
bei Bedarf

dünne, vertrocknete Menschen; Essen fällt zum After durch; wegspritzender Durchfall

Gelsemium D30
bei Bedarf

ausgelöst durch Schreck oder Angst vor Ereignissen; plötzlicher, gelber, durchscheinender Durchfall

Opium D30
bei Bedarf

dunkelrote, vor Schreck erstarrte Menschen, denen so ziemlich alles unfreiwillig in die Hose geht

Veratrum album D30
bei Bedarf

blasse, kaltschweißige Menschen mit dem Gefühl zu vergehen, die trotzdem nach Kälte verlangen

Pulsatilla D30
bei Bedarf

liebreizende Mädchen und schüchterne Jungen; Aufregung bei Vorhaben

Erschöpfung

bei Bergsteigern, Skilangläufern, Abfahrtsläufern

Wer in den Bergen wandert, ist meist erfahren und weiß genau, welche Gefahren drohen und welche Arzneien Beschwerden vermeiden oder Folgen mildern. Unter den Skifahrern sind jedoch jährlich viele Neulinge, denen die Tücken des Schnees nicht vertraut sind. Mit den erwähnten Arzneien können Sie reichlich vorbeugen und sich und anderen helfen, während die Umstehenden am Hüttenabend ausschließlich darüber zu reden vermögen. Handeln zu dürfen, wo Handeln nötig wird, hinterlässt ein gutes Gefühl, über das wir nicht zu reden brauchen!

Arnica D30
stündlich

Anhäufung von Stoffwechselgiften; Milchsäure steigt, Blutzucker sinkt; zerschlagen, Puls und Atem beschleunigt, erhöhte Temperatur; Muskeln steif, schmerzen, krampfen; zusätzlich:

Strophanthus D30
bei Bedarf

bei schwerem Atem, schnellem Puls und Erregung

> ┌─ **Beachte** ─────────────
> Bergsteiger erst absteigen, dann ausruhen! Skilangläufer und Abfahrtsläufer erst ausruhen, dann abfahren! Alle drei »Gattungen« viel Tee und Säfte zum Nierenspülen trinken!

durch überschäumende Liebesspiele

Anacardium D30
1 x täglich

und – bitteschön! – mehr Zeit der Kultur und Kunst des Landes widmen!

Übermüdung des Fahrers

Senega D30
bei Bedarf

tränende, schmerzende Augen, wie geschwollen; reibt sie ständig

Ruta D30
bei Bedarf

überanstrengte Augen brennen wie Feuerbälle, jede Faser wie gereizt

Phosphorus D30
bei Bedarf

übermüdet, erschöpft, wird leichenblass

Nux moschata D30
bei Bedarf

gähnt, bläht, rülpst

Essen

Während Geschäftsbesprechungen und Urlaubstagen erfreut sich neben Freizeitsport das Essen größter Beliebtheit. Jedem Wunsch wird heute genüge getan: Dem Feinschmecker seine Intimlokale, dem Neugierigen die Straßenlokale, dem Selbstversorger die Bruzzelpfanne, dem Spanienurlauber sein Sauerkraut. Währenddessen bleibt die »goldene Regel« unausgepackt im Koffer zurück: Endlich abspecken, was man sich zu Hause durch täglichen Frust rangefuttert hat! Das ist durch mäßigen Genuss der lokalen Essgewohnheiten durchaus möglich und erfolgreich. Sie vermeiden Unverträglichkeiten im Verdauungstrakt durch Stoffwechselstress und erreichen, was Sie eigentlich vorhatten: sich beim Essen erbaulich zu erholen!

Durchfall

• nach Alkoholgenuss

Nux vomica D30
bei Bedarf

frühmorgens mit häufigem Drang, Bauch-krämpfe besser nach Stuhl

• nach Bier

Kalium bichromi-cum D12
3-stündlich

morgens, dünn, schaumig, viel Drang

• nach Eis und Kalttrinken

Arsenicum album D30
bei Bedarf

sobald es im Magen erwärmt wird

Nux moschata D30
bei Bedarf

spärliche, schleimige Entleerung mit viel ver-geblichem Drang

• nach Essen und Trinken

Rheum D30
bei Bedarf

Entleerung durch Bewegung nach dem Essen; Sie frieren dabei, die Darmkrämpfe danach halten an

Ferrum D30
bei Bedarf

Entleerung auch während der Mahlzeit; da-nach fühlen Sie sich erleichtert

Arsenicum album D30
bei Bedarf

Durchfall durch kalte Speisen, kalte Geträn-ken; fortschreitende Schwäche schleicht sich ein

Aloe D6
stündlich

Entleerung mit Winden und Harn gleichzei-tig; danach fühlen Sie sich erleichtert, aber allgemein schwach

Croton D4
stündlich

Durchfall mit Übelkeit und Erbrechen

• nach dem Essen, unverdaute Speisen

China D4
3x täglich

und nachts; schleimige, grüne, schwarze, schmerzlose Entleerung mit Geruch wie verwest

Ferrum D30
I x täglich

und nachts; wässrige, schmerzlose, geruchlose Entleerung mit Blähungen

Arsenicum album D30
I x täglich

und nach Mitternacht; dunkle, schleimige, blutige, brennende Entleerung, Geruch wie verwest

Podophyllum D6
3 x täglich

und frühmorgens; reichliche, gelbe, wässrige, stinkende Entleerung mit mehliger Auflagerung

• nach Fettem

Pulsatilla D30
bei Bedarf

besonders nach Fett am Schweinefleisch, mag aber Butter

• nach Fleischvergiftung,
  nach verdorbenem Essen

Arsenicum album D30
stündlich

mit großer Übelkeit; schwächende, braune bis blutige, nächtliche Entleerung

• nach Milch

Magnesium carbonicum D12
stündlich

Entleerung mit Koliken wie Messerschneiden; Sie gehen auf und ab und reiben sich den Bauch

Calcium carbonicum D30
bei Bedarf

und Erbrechen von weißen Gerinnseln

Sulfur D30
bei Bedarf

Sie mögen Milch so gern wie bei Calcium carbonicum, aber keine Eier

• nach Obst

Pulsatilla D30
bei Bedarf

wässrige, schleimige, ständig wechselnde Entleerungen

China D4
stündlich

vor allem nach sauren Kirschen

• nach Saurem

Antimonium crudum D30
bei Bedarf

trotz Verlangen nach Saurem

• nach Süßem

Argentum nitricum D30
bei Bedarf

trotz Verlangen nach Süßem, denn Sie naschen gern

Erbrechen, akut

Ipecacuanha D4
alle 10 Minuten

anhaltend; vor allem nach schwerem oder fettem Essen; saubere Zunge!

Antimonium crudum D30
stündlich

im Sommer, durch Magenüberfüllung, nach saurem Essen und Trinken; dick weiß belegte Zunge!

Aethusa D4
alle 10 Minuten

bei Kindern, die in hohem Bogen, große, grüne Gerinnsel von Milch erbrechen oder sich unmittelbar nach dem Essen entleeren

Phosphorus D30
stündlich

großer Durst auf Kaltes, das sofort wieder erbrochen wird

Iris D6
alle 10 Minuten

saures Erbrechen, das die Zähne stumpf macht

Kostumstellung in fremden Ländern, Klimawechsel

Okoubaka D2
3 x täglich
20 Kügelchen

leichte Verdauungsstörungen; Arznei auch vorbeugend 1 Woche vor Abreise einnehmen

Aloe D6
3 x täglich

explosionsartige Durchfälle mit Blähungen; Kollern und Rumpeln im Bauch; Windabgang mit Stuhlbeimengung beim Wasserlassen

Magenbeschwerden mit Kopfschmerz

Nux vomica D30
2 x täglich

Übersäuerung nach üppigem Feiern; Sodbrennen, saures Erbrechen, Verstopfung

Iris D6
alle 10 Minuten

Übersäuerung, galliges Erbrechen

Pulsatilla D30
2 x täglich

Übersäuerung, Speiseerbrechen nach deftigen Steaks, nach Kuchen, Eis; Völle, Aufstoßen, Übelkeit, Erbrechen

Bryonia D30
2 x täglich

Gefühl, wie ein Stein im Magen mit quälendem Durst, bitterem Aufstoßen, bitterem Erbrechen; die Leber drückt beim Durchatmen, bei der geringsten Bewegung

Antimonium crudum D30
2 x täglich

durch überfüllten Magen, nach »Fressattacken« mit Ekel vor Speisen; saures Erbrechen nach schweren Speisen, nach sauren Getränken, die Zunge ist weiß belegt

Nahrungsallergie

Die Allergie auf bestimmte Nahrungsmittel tobt sich in der Regel an Haut und Schleimhäuten aus in Form von einfacher → *Nesselsucht* bis zum Allergieschock oder als → *Kehlkopfschwellung*, Asthma und Magen-Darmstörungen (→ *Durchfall*), je nach Intensität der allergischen Bereitschaft. Behandeln Sie zunächst über die Unverträglichkeit der Speisen, bevor Sie – bei wiederholtem Geschehen – einen Fachmann aufsuchen.

Antimonium crudum D30
bei Bedarf

Saures

Arsenicum album D30
bei Bedarf

Saures, Roggenbrot

Pulsatilla D30
bei Bedarf

Saures, Fleisch

Calcium carbonicum D30
bei Bedarf

Milch, Eier, Süßes, Kuchen, Fleisch

Sulfur D30
bei Bedarf

Milch, Süßes, Fett

Nux vomica D30
bei Bedarf

Fett, Gewürze

Petroleum D30
bei Bedarf

Fett, Fleisch

Lycopodium D30
bei Bedarf

Süßes, Fleisch

Graphites D30
bei Bedarf

Süßes, Salz, Fleisch

Causticum D30
bei Bedarf

Süßes, frisches Fleisch, Geräuchertes

Natrium muriaticum D30
bei Bedarf

Fisch, Salz

Okoubaka D2
3 x täglich
20 Kügelchen

fremdländische Nahrung; leichte Verdauungsstörungen bis deftige Nesselsucht

Aloe D6
3 x täglich

fremdländische Nahrung; explosionsartige Durchfälle mit Blähungen; Kollern und Rumpeln im Bauch; Windabgang mit Stuhlbeimengung

Nahrungsvergiftung

(→ *Brucellosen*)

Gemeint ist darunter in erster Linie die Reaktion auf verdorbene Speisen, aber auch die Wirkung unvertrauter Nahrungsmittel.

Arsenicum album D30
alle 10 Minuten

Brechdurchfall mit großer ängstlicher Unruhe, Schwäche

Cuprum arsenicosum D4
alle 5 Minuten

heftige krampfende, schneidende Bauchschmerzen und krampfartiges Erbrechen

Belladonna D30
alle 10 Minuten

rotes Gesicht, trockene Schleimhäute, keine Ausscheidungen

Urtica D30
alle 10 Minuten

Nesselausschlag

Carbo vegetabilis D30
alle 10 Minuten

Beginn mit Zusammenschnürung des Halses; Schwindel, Taumel, Atemnot, Kollaps; Bauch aufgetrieben, Gesicht leichenblass, Lippen blau; Luft zufächeln tut gut!

Mercurius cor-rosivus D30 alle 10 Minuten	schwere Atemnot, blutiges Erbrechen, fortschreitende Lähmung (z. B. nach Roggen)
Stramonium D30 alle 10 Minuten	nach verdorbenen Kartoffeln; keine Schmerzen, großes Unbehagen, Betroffener macht seltsame Bewegungen
Bryonia D30 1 x täglich	zur Nachbehandlung der Vergiftung, wenn eine trockene Kehle, Verstopfung, Kopfweh und/oder starker Durst verharren
Acidum aceticum D6 3 x täglich	zur Nachbehandlung der Schwäche nach Vergiftung

Übelkeit mit Brechreiz

Nux vomica D30 bei Bedarf	morgens, nach Alkohol tags zuvor, bei verdorbenem Magen nach dem Essen
Ipecacuanha D4 3 x täglich	anhaltend, nach dem Essen, saubere Zunge
Tartarus stibiatus D6 3 x täglich	mit Angst; weiß belegte Zunge

Überessen

• Neigung dazu

Selbst für die unvernünftigen Eigenheiten menschlicher Natur schenkt uns die Homöopathie wohltuend regulierende Arzneien. Die Schöpfung lächelt, leidet aber trotzdem mit!

Nux vomica D30 bei Bedarf	Schlemmer, Durcheinanderesser; chronische Magenschleimhautentzündung

Antimonium crudum D30
bei Bedarf

chronische Magenschleimhautentzündung durch zu viel kaltes Essen

Bryonia D30
bei Bedarf

Sie essen wenig, aber oft, was Völle, Übelkeit und galliges Erbrechen von Speisen hervorrufen kann

Natrium carbonicum D30
bei Bedarf

Zuckerschlecker; Völle, Blähsucht, anhaltende Übelkeit

China D4
stündlich

Völle, Blähsucht, Kopfschmerz, hinfällige Schwäche, Appetitverlust

Carbo vegetabilis D30
bei Bedarf

Völle und Blähsucht drücken zum Herzen bis zur Atemnot

• mit Kopfschmerz

Nux moschata D30
bei Bedarf

schon nach geringen Nahrungsmengen; Sie werden schnell satt, sind enorm gebläht

• mit Übelkeit und Erbrechen

Ipecacuanha D4
stündlich

Überessen bei wenig Appetit, vor allem im Sommer; anhaltende Übelkeit, saubere Zunge

Tartarus stibiatus D6
stündlich

dick weiß belegte Zunge; nach dem Erbrechen fühlen Sie sich wohler

Kalium bichromicum D12
stündlich

vor allem nach Fleisch (Krebsverdacht beachten!) mit Übelkeit und Brechreiz

• mit Ohnmacht

Und wie bei jeder Ohnmacht nicht vergessen: den Ohnmächtigen flach legen, seine Beine hoch halten!

Veratrum album D30
bei Bedarf

Übelkeit, Brechreiz, Durchfall; den Ohnmächtigen *nicht* warm zudecken

Tabacum D30
bei Bedarf

stärker als bei Veratrum album; der Ohnmächtige ist leichenblass, fühlt sich todelend; bitte *nicht* warm zudecken

Arsenicum album D30
bei Bedarf

vor allem nach verdorbenen Speisen; Übelkeit, Durchfall; den Ohnmächtigen warm zudecken

Völle, Blähung, Aufstoßen nach dem Essen

Da hilft nur eines: leichte, natürlichere Kost und weniger auf einmal zu sich nehmen. Inzwischen ziehen Sie Ihren Gürtel fest an oder lockern Sie Ihren Hosenbund, je nach Bedürfnis!

Argentum nitricum D30
bei Bedarf

Trommelbauch nach wenig Essen, Gegendrücken erleichtert, Aufstoßen nicht

Nux vomica D30
bei Bedarf

Magen schwer wie ein Stein, Druck ist unangenehm, vergebliches Aufstoßen

Carbo vegetabilis D30
bei Bedarf

alle Nahrung gärt, vor allem Fettes, Druck beengt, Aufstoßen erleichtert

Sulfur D30
bei Bedarf

aufgetriebener Magen nach wenig Essen, viel Säure klettert die Speiseröhre hoch

Fieber

Ausgerechnet unterwegs, höre ich Sie denken. Doch homöopathische Eltern verzweifeln nie! Und sollte es Sie selbst ereilen, dann hat die erzwungene Ruhe einen sinnigen Grund.

akut

Aconitum D30
einmalig

hellrotes Gesicht; trockene Haut, plötzlicher, heftiger Beginn; Erkrankter ist ängstlich, unruhig, stark durstig

Belladonna D30
bei Bedarf

rotes Gesicht; Erkrankter dampft schweißig, friert; ist benommen, ruhig, hat mäßigen Durst

Veratrum viride D30
bei Bedarf

rotes Gesicht; Kopf heiß, Glieder kalt und blassbläulich, Schweiß; Erkrankter hat *keine* Angst!

Apis D30
bei Bedarf

hellrotes, gedunsenes Gesicht, trockene Haut; Erkrankter ist unruhig, äußert stechende Schmerzen, hat keinen Durst

Ferrum phosphoricum D12
2 x täglich

hellrotes Gesicht; Herzklopfen, Blutandrang; Erkrankter bemerkt das Fieber nicht

Chamomilla D30
bei Bedarf

eine Wange rot, die andere blass, heiße Kopfdecke; Kinder (meist, aber nicht nur) sind unleidlich, schreien schrill

Eupatorium perfoliatum D30
2 x täglich

rheumatisches Fieber, ausgelöst durch Unterkühlung; Muskeln und Gelenke fühlen sich wie geprügelt an

Mercurius solubilis D30
2 x täglich

schleichendes Fieber, stinkender Schweiß

septisch

Selten wird dieses Fieberstadium Sie plagen, wenn Sie dem Anfang mit einer gut gewählten Arznei kunstgerecht zu Leibe rückten.

Lachesis D30
bei Bedarf

rotes Gesicht, trockene Haut, viel Durst, später blass, Kollaps; starke Blutungsneigung

Crotalus D30
bei Bedarf

rotes Gesicht, trockene Haut, dann kollapsig

Arsenicum album D30
bei Bedarf

erst trockene Hitze, Blässe, dann kaltschweißig, leichenblass

Pyrogenium D30
stündlich

dunkelrotes Gesicht, trockene Hitze, mächtiges Frieren, dann Schüttelfrost, warmer Schweiß

China D4
stündlich

Arznei bei Schüttelfrost zusätzlich zu Pyrogenium geben; blasses Gesicht, bedrohlicher Verfall des Allgemeinzustandes

---

⌐ Beachte ─────────────────────────

Blässe beim Fieber weist auf einen bedrohlichen Prozess hin!

Dreitagefieber

Oft verkannt wird diese gutartige Herpesinfektion, bevorzugt im 2. Lebenshalbjahr und im 2. Lebensjahr mit 3 Tagen hohem, kontinuierlichem Fieber, meist mit Fieberkrämpfen (→ *Fieberkrämpfe*), Unruhe und Bauchweh. Nach dem Fieberabfall erscheint ein bis zu 3 Tage dauernder, rötelnähnlicher, im Nacken beginnender Hautausschlag (Exanthem), der sich – bei allgemeinem Wohlbefinden – mit Aussparung des Gesichts rasch über den ganzen Körper ausbreitet.

Lachesis D30
1 x täglich

kontinuierliches Fieber

Aconitum D30
1 x täglich

hellrotes Exanthem wie Röteln; Ihr Kind ist unruhig, verlangt nach Kühle

Belladonna D30
1 x täglich

kräftig rotes Exanthem wie Masern; Ihr Kind ist ergeben, verlangt nach Wärme oder:

Ferrum phosphoricum D12
2 x täglich

hellrotes Exanthem; absolutes Wohlbefinden

Fieberkrämpfe

Sie treten in der Regel bei Kindern während *niedriger* Fieberstadien auf. Trotz elternängstigendem Verlauf, sollten Sie jeden Krampf unbeirrt arzneilich begleiten. Er wird sich allmählich auswachsen.

Belladonna D30
bei Bedarf

rotes Gesicht, funkelnde Augen, große Pupillen, starrer Blick; Ihr Kind ist verwirrt, verlangt nach Wärme

Cuprum metallicum D30
bei Bedarf

blasses Gesicht; Zuckungen, Krämpfe am ganzen Körper, Kollaps, Kälte, blaue Lippen

Fliegen

Es ist erstaunlich, wie viel Menschen in den Urlaub fliegen, obwohl sie tausenderlei Ängste und Beschwerden äußern. Etwas muss eine magische Anziehungskraft besitzen, das über die Vernunft siegt: Der Urlaubsort, das Gefühl des Jettens oder die Flucht vor dem Alltag. Das moderne Leben überfordert uns. Und doch vergessen wir, dass es der Mensch selbst drein kompliziert. Deswegen nehmen unsere Arzneien an Wichtigkeit zu. Etwas zum Nachdenken, wenn angekommen. Guten Flug!

Angst vor dem Fliegen

Ignatia D30
1 x abends zuvor
und morgens

und eventuell 1 Stunde vor dem Start; unbegründete Angst

Cimicifuga D30
1 x vor dem Start
und bei Bedarf

Gefühl der Panik wegen Platzangst

Starten und Landen

Belladonna D30
1 Stunde vor Bedarf

Ohrendruck, Kopfdruck, Übelkeit

Chininum sulfuricum D30
1 x je vorher

Ohrensausen

Borax D30
bei Bedarf

Angst während der Abwärtsbewegung, besonders vor der Landung

Jet lag

Damit sind international Beschwerden durch die Zeitverschiebung bei Fernflügen gemeint.

Eupatorium perfoliatum D30
einmalig

Muskeln müde, steif, Knochen wie zerschlagen

Nux vomica D30
1 x täglich

Schädel brummt wie verkatert, besonders bei Flügen mit der Sonne (gen Westen)

Cocculus D12
1 x täglich morgens

Schwindel durch Übernächtigung, besonders bei Flügen gegen die Sonne (gen Osten)

Heimweh

Heimweh bedeutet nicht nur die Sehnsucht nach Zuhause, wenn wir in der Fremde sind, sondern auch das sehnsüchtige Verlangen, sich endlich irgendwo heimisch fühlen zu dürfen, eingebettet in die wohlige Sphäre der Familie als auch in die wohltuende Geborgenheit der Schöpfung. Wer von Heimweh zermürbt wird, der ist dem Urvertrauen sehr fern. Nur aus diesem Wissen verstehen Sie den Schmerz Ihrer Kinder oder Ihren eigenen.

Acidum phosphoricum D30
bei Bedarf

von Kummer erschöpfte Person, zieht sich zurück, liegt nur noch auf dem Bett

Ignatia D30
bei Bedarf

Leidender seufzt und weint herzerweichend, weiß nicht mehr, was er soll noch will

Pulsatilla D30
bei Bedarf

rastloses, ratloses, müdes, trostsuchendes Kind; eher Mädchen

Natrium muriaticum D30
bei Bedarf

stilles, schweigendes, seufzendes Kind, weint allein im Stillen

Carbo animalis D30
bei Bedarf

Kind schweigt, verfällt, wird blass, bläulich

Capsicum D30
bei Bedarf

Kind mit roten Wangen, unterdrückt sein Weinen, verweigert das Essen

Heiserkeit

schmerzhaft

Causticum D30
bei Bedarf

wundes rauhes Kratzen bis zur Brustmitte; schlimmer morgens; Kalttrinken lindert

Hepar sulfuris D30
bei Bedarf

durch trockenen, kalten Wind, durch Zugluft; trockene, wehe Kehle morgens

Ferrum phosphoricum D12
2-stündlich

Arznei rasch einsetzen; sie tonisiert die Stimmbandbreite und ist besonders für schlanke Sänger geeignet

Arum triphyllum D4
2-stündlich

Stimme rutscht plötzlich eine Oktave höher

Argentum metallicum D30
bei Bedarf

rauhes Brennen verändert die Stimmlage; im Hals sammelt sich loser Schleim wie Stärke

Graphites D30
bei Bedarf

beleibte, blasse Hobbysänger mit abendlich verschlimmerter Heiserkeit

schmerzlos

Carbo vegetabilis D30
1 x täglich abends

abendliche Stimmschwäche

Paris quadrifolia D4
3 x täglich

ausgelöst durch Erkältung; Räusperzwang

Höhenwechsel, zu rasch

Coca D30
stündlich

Höhenkoller bis ca. 2.500 m Höhe; Ihr Kopf ist rauschartig benommen, Ihr Herz klopft und klemmt, Ihre Ohren sausen, ungerichtete ziellose Angst packt Sie

Coca D2
alle 15 Minuten
20 Kügelchen

Höhenkoller über ca. 2.500 m Höhe; Arznei auch vorbeugend einnehmen

Arsenicum album D30
stündlich

anstatt Coca oder bei Lebensgefahr (Arznei alle 10 Minuten nehmen)

Sulfur D30
3-stündlich

Arznei nach Arsenicum album einnehmen, wenn die rauschartigen Beschwerden vorüber sind

Crataegus D2
alle 10 Minuten
20 Kügelchen

Sie fühlen sich matt, müde, zerschlagen, niedergeschlagen, ängstlich und reizbar; Kopf, Herz und Brust sind beklommen; das Herz pocht langsam und sein Rhythmus stolpert

Infektionen

(→ Tropische Infektionen)

Wenn Sie Ihren Hunger nach Aktivität, Kultur, Essen, Sport und Sex mäßigen, kommen Sie eventuell mit einer leichten Unterkühlungsgrippe durch den Urlaub. Und selbst diese nur aufgrund des häufigen Wetterwechsels oder der ständigen Temperaturwechsel von heißem Strand, kühlem Wasser, kalter Dusche und konditionierter Hotelzimmerluft. Versuchen Sie mal zu leben wie das einheimische Gastvolk, wozu unsere Jugend noch mit Begeisterung fähig ist, dann werden Sie an Leib und Seele gesunden oder erhalten Ihren gesunden Menschenverstand zurück. Keine mystische Anziehung von Bakterien wird Sie plagen!

Augenentzündung im Gebirge

Aconitum D30
bei Bedarf

ausgelöst durch zugige, kalte, trockene Luft oder durch Fremdkörper!

Belladonna D30
bei Bedarf

ausgelöst durch grelles Licht, grelle Sonne, durch Schnee reflektierte Sonne; Augen rot, heiß, weite Pupillen

Apis D30
bei Bedarf

rote, brennende, stechende Augen

Euphrasia D12
2 x täglich

Stechen, Brennen, Sandgefühl, Tränenfluss, Lichtscheue, Schwellung der Bindehaut, Schneeblindheit

Brucellosen

Bakterielle Lebensmittelvergiftung durch Brucellen, die durch Berührung mit Tieren oder deren Kot übertragen werden.

• Bang-Krankheit

In Mitteleuropa durch Rinder und Rinderprodukte übertragen, meist von Gastarbeitern oder Urlaubsrückkehrern eingeführt.

Bang D200
1 x monatl.

unspezifisches Fieber

• Maltafieber

Im Mittelmeerraum durch Schafe, Ziege oder deren Produkte übertragen, vor allem in Ländern mit ausgeprägter Ziegenhaltung.

Arsenicum album D30
2 x täglich

wellenförmige Fieberschübe

Grippe, Auslösung

Aconitum D30
bei Bedarf

Zugluft

Belladonna D30
bei Bedarf

Entblößung

Dulcamara D30
bei Bedarf

Unterkühlung, Durchnässen

Rhus tox D30
bei Bedarf

Unterkühlung, Überanstrengung

Nux vomica D30
bei Bedarf

trockene Kälte, Zugluft

Antimonium crudum D30
bei Bedarf

Kaltbaden an heißen Tagen

Gürtelrose (Herpes zoster)

Bläschenförmiger, halbseitiger Hautausschlag (Exanthem), in einem oder in mehreren Hautsegmenten mit Fieber und heftigen, neuralgischen Schmerzen auftretend. Dicht stehende, kleinere und größere, teilweise zusammenfließende (konfluierende) Bläschen mit wässrigem Inhalt, die krustig eintrocknen und innerhalb von 2 bis 3 Wochen abheilen.

Mezereum D6
2-stündlich

wellenartig bohrender Brennschmerz, wie verbrüht; nachts schlimmer

Rhus tox D30
2 x täglich

brennender Juckreiz; Kratzen, Wärme, Bewegung lindern; nachts schlimmer

Ranunculus bulbosus D30
2 x täglich

stechender, juckender Brennschmerz, Bläschen im Rippenbereich

Cantharis D30
2 x täglich

wütender Brennschmerz, große Blasen

Causticum D30
2 x täglich

ätzender Verbrennungsschmerz

Arsenicum album D30
2 x täglich

brüllender Brennschmerz nachts

Prunus spinosa D6
2-stündlich

im Augenbereich, Hornhaut und Regenbogenhaut entzündet; ganz üble Schmerzen

Hepatitis

Akute, fieberhafte, weltweit in warmen Ländern (Afrika, Vorderer Orient, Indien, östliche GUS-Staaten, Teile Chinas und Südamerika) endemisch verbreitete, durch Nahrungsmittel und Wasser (Hepatitis A) oder durch Blut (Hepatitis B) übertragene Virusinfektion (Hepatitis A selten, B am häufigsten, auch in Mittelmeerländern und Japan). Symptomatik sehr variabel, in der Regel: Gelbsucht mit vergrößerter, druckempfindlicher Leber, mit dunklem Urin und hellen Stühlen. Bei Kindern zu hohem Prozentsatz Krankheitsverlauf ohne Gelbsucht, nur Leberschwellung, Bauchweh, Mattigkeit und Müdigkeit. Ansteckungsfrei 4 Wochen nach Erkrankung. Langdauernde Genesungszeit (Rekonvaleszenz) (6 bis 8 Monate). Zu 90 % Ausheilung, in 10 % chronischer Verlauf bei Hepatitis B.

• akut

Phosphorus D30
1 x täglich

immer zusätzlich:

Carduus D4
3 x täglich

bei roten, runden, dicken, gutmütigen Menschen; oder:

Chelidonium D4
3 x täglich

bei blassen, dünnen, eingegangenen Menschen; oder:

Berberis D3
3 x täglich

bei fahlen, müden Menschen

> **Beachte**
> 3 Tage fasten, danach nur reife Papaya und/oder Yoghurt bis zur Besserung verspeisen.

• septisch

Lachesis D30
1 x täglich

heftige Leberschwellung

Crotalus D30
1 x täglich

mit heftigen schwarzen Blutungen; »Kaffeesatzerbrechen«

• Vorbeugung

Natrium sulfuricum D30
1 x wöchentlich

in Gebieten mit feuchtem, heißem, schwülem Klima

Chionanthus D30
1 x wöchentlich

in Gebieten mit trockenem Klima oder in Sumpfgebieten

Hirnhautreizung (Meningismus, Genickstarre)

Steifer Nacken, Kopf nach hinten überstreckt wie bei Hirnhautentzündung. Akut auftretend bei Fieber, bei Infektionen, wofür uns folgende einzige Arznei hilfreich zur Seite steht.

Apis D30
2-stündlich

Genickstarre, trockenes Fieber; Betroffener durstlos, benommen, schreit schrill (cri encéphalique), fühlt sich heiß, deckt sich ab

Ohrentzündung

Aus dem Nasen-Rachen-Raum über die Tube aufsteigende, Absonderungen abgebende (exsudative) Entzündung des Mittelohrs, seltener nach Trommelfellriss.

Aconitum D30
einmalig

plötzliche, stechende, schneidende, wahnsinnige Schmerzen; schlimmer nachts, ausgelöst durch plötzlichen, äußeren Temperaturabfall, durch Zugluft, kalten Wind; dunkelrotes Trommelfell; Sie verlangen nach Kälte

Belladonna D30
einmalig

plötzlich wellenartig grabende, bohrende, rasende Schmerzen; schlimmer nachts; tiefrotes Trommelfell; Sie mögen Wärme

Chamomilla D30
einmalig

heftige Schmerzen, schlimmer nachts; kräftig rotes Trommelfell; höchst empfindliche, unleidliche, rote Wesen, die Kälte mögen

> ┌─ **Beachte** ──────────────────
> Das waren die drei zu unterscheidenden Anfangsarzneien; meist schon ab dem 2. Entzündungstag fahren Sie fort mit:

Ferrum phosphoricum D12
2 x täglich

anfallsartige, klopfende, stechende Schmerzen, ausgelöst durch nasskaltes Wetter; blutrotes Trommelfell; blässliche Wesen

Pfeiffersches Drüsenfieber (Epstein-Barr-Virus)

Das akute Pfeiffersche Drüsenfieber tritt bei älteren Kindern und Jugendlichen auf. Krankheitsphänomene sind sehr vielgestaltig. Am bekanntesten ist die schwere Man del- und Rachenentzündung mit ihren umschriebenen, grauweißen, graugelben, diphtherieähnlichen Belägen mit intensiver Rötung und Schwellung der umgebenden Schleimhaut. Orale Übertragung (»kissing desease«). Inkubationszeit bei Kindern 10 Tage, bei Jugendlichen 30 bis 50 Tage nach dem infizierenden »Initialkuss«. Die Infektionsstation wird Ihnen nicht erspart bleiben.-

Lachesis D30
I x täglich

glatte Zunge

Mercurius solubilis D30
I x täglich

schmutzig belegte, geschwollene Zunge; graue Beläge, stinkender Atem

Mercurius corrosivus D30
I x täglich

wie bei M. solubilis, aber heftigst brennende Beläge

Mercurius cyanatus D30
I x täglich

eitrige Beläge

Toxoplasmose

Durch rohe Eier und rohes Fleisch (Tartar, Carpaccio) oder Katzenkot (»Katzenkratzkrankheit«) hervorgerufene weitverbreitete akute und chronische Infektion. Lymphknotenschwellung am Hals mit nicht charakteristischem Fieber oder grippeähnliche Symptome und Halsschmerzen sind die ersten Symptome.

Umckaloabo D2
3 x täglich
20 Kügelchen

sehr bewährt!

Toxoplasmose M
einmalig

Arznei gelegentlich zusätzlich einsetzen

Tubenkatarrh, Ohr »wie zu«

Verschluss der Ohrtrompete durch Schwellung der Schleimhaut infolge Lymphdrüsenwucherung, Allergie, Entzündung, grippalen Infektes. Es findet sich ein Paukenerguss mit Druckgefühl, Schwerhörigkeit, Ohrgeräuschen und Schmerzen. Lassen Sie sich untersuchen, und fordern Sie die Beschreibung des Befundes ein.

Pulsatilla D30
1 x täglich

milldes Ohrsekret

Kalium sulfuricum D6
3 x täglich

weißes, klares Ohrsekret

Kalium chloratum D4
3 x täglich

weißes, zähes Ohrsekret; Trommelfell zurückgezogen mit weißen Auflagerungen

Hydrastis D6
3 x täglich

dickes, zähes Ohrsekret; Ohrgeräusche

Insekten und Parasiten

Bienenstich

Apis D30
stündlich

hellrote, wässrige, stechende Schwellung; Kühle lindert

┌─ Beachte ──────────────────────
Johanniskrautöl (Hypericum-Öl) auf Haut schreckt Bienen ab! Auch beim anaphylaktischen Schock durch Bienenstich hilft stets Apis D30 alle 5 Minuten eine Gabe!

Wie gefällt Ihnen dieses Buch?

Das Buch gefällt mir:

○ sehr gut   ○ gut   ○ mäßig   ○ schlecht   ○ gar nicht

Hier ist Platz für Ihren Kommentar / Rückmeldung:

Was wünschen Sie sich?

Hier ist Platz für Ihre Wünsche / Anregungen für die nächste Auflage:

Was möchten Sie uns noch mitteilen?

Hier ist Platz für Ihre sonstigen Ideen und Anliegen:

Wir freuen uns über alle Ihre Kommentare, Ideen und Kritik.
Gerne können Sie uns diese auch per Mail oder telefonisch mitteilen:

info@homsym.de / 030 8572 9674

www.homsym.de

○ **Bitte senden Sie mir Ihren Gesamtkatalog:**

Name

Straße   PLZ / Ort

Telefon

Mit unserem 14tägigen Email-Newsletter
bleiben Sie stets auf dem Laufenden über:

* *Neuerscheinungen*
* *Günstige Einführungspreise*
* *Sonderangebote und Aktionen*
* *Nachrichten, Seminarinfos u.a.*

○ **Bitte senden Sie mir Ihren Newsletter per Email:**

Emailadresse

An den

Verlag Homöopathie + Symbol
Rheinstraße 5

12159 Berlin
Germany

Krätze

Das sind winzige Milben (Spinnenart), die durch engen Hausrat oder Körperkontakt übertragen werden, sich rasch über Gänge in der Haut ausbreiten und durch immunbiologische Auseinandersetzung mit den Ausscheidungen der Milbe entsetzlich juckende, bläschenbehauptete Papeln bilden. Neben bewährten Hinweisen hierunter ist eine personenbezogene Behandlung dringend anzuraten.

Arsenicum album D30
1 x täglich

juckendes Brennen, vor allem nachts; Haut blass, dünn; Ausschlag in winterlicher Kälte schlimmer

Psorinum D200
einmalig

Haut juckt heftig, ist fettig, schmutzig, welk; Ausschlag erscheint nur in winterlicher Kälte

Sulfur D30
1 x täglich

Haut juckt hitzig, brennt, ist fettig, schmutzig; Ausschlag vor allem in sommerlichen Gefilden

Sepia D30
1 x täglich

Haut juckt mäßig, ist schlaff, derb, wässrig welk; Ausschlag sommers wie winters

Läuse

Blutsaugende Insekten, die durch ihren Biss stark juckende Papeln an der Kopfhaut hervorrufen, nach Kratzen sich entzündend.

Sabadilla D30
3 x täglich

auf die Zunge legen, gleichzeitig 2 x täglich 20 Kügelchen in Wasser lösen und damit die Haare einnässen; beste Läuse-Arznei (auch bei Pflanzen anwendbar)

Staph. C30   1x 3 glob bei
                   Läuse a. Pan

Mückenstich

Die Stechmückenplage ist für jeden, der viel reist, eine abscheuliche Kontrabass-Beschäftigung bei abendlichen Gesprächen auf der Terrasse, am Meer oder gar beim Dinieren. Also, bevor Sie sich wieder über die von Seufzern begleitete verkniffene Gesichtsmuskelgymnastik Ihrer Miturlauber wundern, empfehlen Sie unsere mückenabstoßenden Heilmittel.

Ledum D30
bei Bedarf

als Folge von Stichverletzung verstanden; Kühle lindert

Lachesis D30
bei Bedarf

dunkelrote Umgebung des Stiches, drohende Blutvergiftung

Acidum carbolicum D6
stündlich

Bläschen, Eiter, Brennen, drohende Blutvergiftung

Staphisagria D12
I x täglich

Arznei morgens vorbeugend einnehmen; verhütet Tropenkrankheiten durch Stechmückenübertragung

> **Gut zu wissen**
>
> Zitronell-Öl auf Wattebausch und/oder Haut verjagt Stechmücken!

Wespenstich

Vespa crabro D30
bei Bedarf

das Gift der Wespe; Schwellung Rötung und Schmerzen wie bei Apis

Arsenicum album D30
stündlich

bei großer, ruheloser Hinfälligkeit

Lachesis D30
stündlich

bei Herzbeschwerden

Würmer, Kribbeln und Jucken im After

Cina D6 3 x täglich	nachts schlimmer; Befallener weist ungeordnete, clownhafte Ticks auf, er zupft sich überall, schielt, krampft
Spigelia D4 3 x täglich	Fadenwürmer (Oxyuren), die nachts aus dem After kriechen; Befallener klagt über Nabelkoliken (→ *Nabelkoliken*)
Marum verum D6 3 x täglich	Rundwürmer (Askariden); Arznei bei Polypenkindern mit Herbsterkältungen besonders wirksam
Cuprum oxydatum nigrum D4 3 x täglich	Arznei einsetzen, wenn die vorige Therapie ohne Einfluss bleibt; Befallener klagt über Bauchkrämpfe, grimassiert mit nervösen Ticks

Zeckenbiss

Apis D30 bei Bedarf	Arznei zu Beginn verabreichen, solange die Schwellung schmerzt wie ein Bienenstich, der auf Kühles anspricht
Ledum D30 1 x täglich	Arznei später verabreichen; Biss als Folge von Stichverletzung verstanden
Lachesis D12 2 x täglich	Arznei erst einsetzen, wenn der Biss dunkelrot wird und Blutvergiftung droht

Kreuzschmerz, Ischias durch langes Sitzen

Bryonia D30
bei Bedarf

Stiche schießen ins Kreuz; Sie können sich nicht mehr bewegen; Arznei ist auch bei Gallenkolik angezeigt, ausgelöst durch Ärger, den Sie nur mit fletschenden Zähnen beantworten

Rhus tox D30
bei Bedarf

Steifigkeit im Kreuz; Sie rutschen unruhig hin und her; besser bei leichtem Auf- und Abgehen

Nux vomica D30
bei Bedarf

Kreuz verkrampft, ausgelöst durch leichte Aufregung über Verkehr und Insassen; Arznei auch bei Harnverhaltung angezeigt, wobei – falls durch Prostataleiden bereits bekannt – die Arznei vorbeugend zu empfehlen ist

Lärmbelastung unterwegs

Theridion D30
bei Bedarf

überempfindliches Gehör, Schwindel durch Lärm; vergessen Sie dazu nicht: Ohrstöpsel aus der Apotheke!

Meeresluft, unverträglich

Natrium muriaticum D30
bei Bedarf

zu salzhaltige Meeresluft; Bronchitis, Asthma, Ekzem, Kopfschmerz

Natrium sulfuricum D30
bei Bedarf

zu feuchtwarme Meeresluft; Bronchitis, Asthma, Ekzem, Durchfall, Rheuma

Jodum D30
bei Bedarf

zu warme, jodhaltige Meeresluft am Strand; Bronchitis, Asthma, Erregung, Aufregung

Bromum D30
bei Bedarf

zu warme oder zu kalte Meeresluft, aber eine Bootsfahrt bessert; Katarrh, Unruhe

Muskelkater

Arnica D30
bei Bedarf

auch der Muskelkater ist eine Verletzung!

Muskelkrämpfe

**Magnesium phos-
phoricum D12**
1 x täglich abends

wenn Sie nachts Ihre krampfende Wade um-
klammern und fest massieren müssen

**Cuprum arseni-
cosum D4**
1 x täglich abends

wenn Sie nachts aus dem Bett springen und
fest auf den kalten Boden auftreten müssen

Causticum D30
1 x täglich abends

Zehenkrämpfe; Zehen nach unten gebogen

**Cuprum metalli-
cum D30**
1 x täglich abends

Zehenkrämpfe; Zehen nach oben gebogen;
oder Wadenkrämpfe beim Wandern, Radfah-
ren, Freizeitsport, beim Schwimmen (auf dem
Rücken ans Ufer treiben!), Waden fest massieren

Nackensteife
(durch lange Autofahrten)

**Zincum metalli-
cum D30**
bei Bedarf

Nacken verkrampft, einschießende Stiche am
12. (letzten) Brustwirbel; Zeichen von Ermü-
dung!

Aconitum D30
bei Bedarf

Nervenschmerz in der Schulter durch Zugluft
(offenes Fenster)

Nasenbluten

Wenn die Nasenschleimhaut nicht äußerlich oder innerlich verletzt wurde, dann erleben wir das Nasenbluten als spontanes Ereignis. Denken Sie daran, fest auf das nicht blutende Nasenloch zu drücken und den Kopf zurück zu legen!

bei Kindern

Arnica D30
alle 10 Minuten

ausgelöst durch Anstrengung, Verletzung, durch Popeln, bei kräftigen, roten Kindern

Ferrum phosphoricum D12
alle 10 Minuten

hellrotes, gussweises Bluten bei blutarmen, blassen Kindern, die leicht erröten

Phosphorus D30
alle 10 Minuten

hellrotes Bluten, das bei blassen, zarten, hübschen Kindern ohne Anlass wiederkehrt

Belladonna D30
alle 10 Minuten

rotes, pulsierendes Bluten bei rundlichen, roten Kindern

Hamamelis D4
alle 10 Minuten

dunkles Bluten mit Spannung und Druck in der Stirn

bei Heranwachsenden

Arnica D30
alle 10 Minuten

hellrotes, kräftiges Bluten bei Neigung zu Verletzungen (z. B. beim Sport) oder durch Nasepopeln

Phosphorus D30
alle 10 Minuten

hellrotes Bluten ohne ersichtlichen Grund bei blassen, hochgeschossenen, hübschen Jugendlichen

Trillium D6
alle 10 Minuten

helles oder dunkles, klumpiges Bluten mit allgemeiner Kälte, schwachem Puls und Ohnmachtsgefühl; bei Wiederholung einen Internisten konsultieren!

Bryonia D30
alle 10 Minuten

dunkles, passives Bluten mit Kopfschmerzen; eventuell Nasenbluten anstatt Periodenblutung

Pulsatilla D30
alle 10 Minuten

dickes, klumpiges Blut bei lieben Mädchen mit wechselhafter Periode

Crocus D30
alle 10 Minuten

schwarzes Blut, zäh wie Teer, bei hysterischen Mädchen (und klimakterischen Frauen)

Nesselsucht, Quaddeln

Sie finden hier nur eine Auswahl aus dem großen Gebiet der Allergien, jedoch genügend, um unterwegs zu handeln.

Aconitum D30
bei Bedarf

akuter, plötzlicher, heftiger Ausschlag; Kühle lindert

Bellis D30
bei Bedarf

juckender, brennender, beißender Ausschlag; schlimmer nach warmem Bad

Apis D30
bei Bedarf

Ausschlag erscheint allmählich, sticht, brennt mit trockenem Fieber ohne Durst; Kühle lindert; auch bei Nesselsucht durch Nesseln oder Gras

Histaminum hydrochloricum D30
bei Bedarf

Ausschlag erscheint an den Kratzstellen, juckt wechselhaft; bestes Antihistaminikum!

Urtica D30
bei Bedarf

Ausschlag juckt, brennt; ausgelöst durch Seefischgenuss, durch Insektenstiche, durch Nesseln oder Gras; Wärme lindert

Arsenicum album D30
bei Bedarf

Ausschlag brennt; ausgelöst durch Eiweißgenuss; Wärme lindert

Okoubaka D2
stündlich
20 Kügelchen

Nahrungsmittelallergie, vor allem auf Reisen in fremden Ländern

Dulcamara D30
bei Bedarf

Ausschlag juckt wie Flohstiche, bedeckt den ganzen Körper; ausgelöst durch feuchte Kälte

Natrium muriaticum D30
bei Bedarf

ausgelöst durch trockene Kälte

Pulsatilla D30
bei Bedarf

ausgelöst durch Katzenhaare (meist bei Katzenmutter)

Sabadilla D30
bei Bedarf

ausgelöst durch Konservierungsmittel; Schwellungen an Haut, Schleimhäuten und im Gehirn

Ohrenschmerzen (durch Skifahren)

Dulcamara D30
2 x täglich

bei feuchtkalter Witterung

Hepar sulfuris D30
2 x täglich

bei trockenkalter Witterung

Platzangst

Cimicifuga D30
bei Bedarf

im Flugzeug, in der Eisenbahn; Gefühl der Panik

Pubertierende Jugend

Übelkeit des jungen Sohnes nach urlaubsüblichen Liebesspielen

Acidum phosphoricum D30
bei Bedarf

durch Verlust von Körpersäften erschöpfter, durch zu hohe Erwartungen enttäuschter Jüngling; wie wär's mit Schachspielen?

Verliebte Schwärmerei der jungen Tochter

Ignatia D30
1 x täglich

rettet die Urlaubsstimmung der Familie

Radtour-Beschwerden

Unsere Jugend hat in der Regel genügend körperliche Kondition, um sich beschwerdefrei in den Sattel zu schwingen und um seelisch entspannt und kostensparend die Welt zu erobern. Schlafsack und das Kapitel *Wetter* nicht vergessen! Ältere Menschen sollten sich vortrainieren, ihren Hausarzt konsultieren, gegebenenfalls die Pedale mäßig betätigen und die folgenden Arzneien beachten. Guten Tritt!

Arnica D30
bei Bedarf

Muskelkater, Radsturz

Cuprum metallicum D30
bei Bedarf

Muskelkrämpfe

Calendula-Salbe
bei Bedarf

damit den empfindlichen Hintern einreiben

Rhus tox D30
bei Bedarf

Achillessehnen überanstrengt, verrenkt, entzündet

Secale D30
bei Bedarf

taube Zehen durch Unterkühlung

Reisekrankheit

Autofahrt, Busausflug, Eisenbahnreise (Zugfahrt) und Flugreise oder Fähre, Schiffsausflug und Kreuzfahrt, nichts ist so niederschmetternd, jämmerlich und situationsverderbend wie die Reisekrankheit mit ihrem Schwindel und ihrer Übelkeit. Nehmen Sie chemische Mittel (Antihistaminika), dann sind Sie für den Rest des Tages dusselig und müde, nehmen Sie rundweg nichts, dann mögen Sie sich im Sessel oder auf Schiffsdeck im Liegestuhl verkriechen und kleine Schlucke Champagner süffeln. Das hilft auch. Nur nach einer Weile sind Sie ebenso dusselig und müde wie durch chemische Mittel. Setzen Sie sich vorsorglich in Fahrtrichtung auf einen Mittelgangplatz und nehmen Sie Ihre Arznei, bevor Sie Ihr Transportmittel besteigen. Hoffen wir, dass der Wunsch nach Wohlbefinden auch den Hartnäckigsten von unseren vorbeugenden, rasch helfenden und nebenwirkungsfreien Arzneien überzeugt. Gute Reise, guten Flug, Schiff ahoi!

Cocculus D12
stündlich

im Auto, im Flugzeug, in der Eisenbahn, auf dem Schiff; Schwindel beim Kopfheben durch kurvenreiche Strecken, durch das Schlingern des Schiffes; besonders nach vorheriger Übermüdung, Erbrechen im Schwall; Tipp: halten Sie Kopf und Körper ruhig, am besten flach hinlegen!

Petroleum D30
bei Bedarf

im Auto, im Flugzeug; Übelkeit durch Berg- und Talfahrten, bei Turbulenzen; Sie würgen elendig, etwas Essen lindert

Arsenicum album D30
stündlich

im Auto; würgt sterbenselend

Calcium carbonicum D30
bei Bedarf

im Auto, in der Eisenbahn; Schwindel, Krankheitsgefühl

Hyoscyamus D30
bei Bedarf

im Auto; aufgeregt, geschwätzig, verstimmt, beleidigt

Tabacum D30
bei Bedarf

Drehschwindel in der Eisenbahn durch Erschütterung, Auf- und Abschwindel auf dem Schiff durch das Stampfen des Bugs, vor allem im zu warmen Abteil oder Schiffsraum; würgendes Erbrechen, blassblaue Lippen; Tipp: Fenster öffnen, Augen schließen

Nux vomica D30
bei Bedarf

im Flugzeug; Brechreiz durch Schwindel wie betrunken, vor allem nach Essen und Ärger

Argentum nitricum D30
bei Bedarf

im Skilift; Magen hebt sich oder senkt sich

Borax D30
bei Bedarf

Angst bei jeder Abwärtsbewegung

Schiefhals

Verkrampfung des seitlichen Halsmuskels infolge akuter Auslösungen mit zwanghafter Schräghaltung des Kopfes, zur erkrankten Seite geneigt, zur gesunden gedreht.

Phosphorus D30
1 x täglich

Krampf nach Verlegen während des Schlafes; kühle Auflage lindert

Belladonna D30
1 x täglich

plötzlicher Krampf, ausgelöst durch Nasswerden des Kopfes (Regen, Frisör, Haarewaschen); warme Auflage lindert

Sodbrennen
mit saurem Aufstoßen

Begleitbeschwerde einer Modegastritis durch Leistungsdruck und Alltagsstress. Fragen Sie sich, ob Sie nicht selbstgestricktes Opfer der Forderungen Ihrer Umwelt sind, was zu ändern wäre. Denn wenn wir Lebenssäfte nach außen verlieren, werden wir innen starrer.

Nux vomica D30
bei Bedarf

falls Sie »Mittelmanagementstress« durch Beruf, Ehepartner oder Familie ausgesetzt sind, infolge dessen Sie sauer auf sich und die Welt geworden sind

Bismutum subnitricum D12
2 x täglich

falls obendrein Ihr Magen bis zum Rücken, zu den Schulterblättern, krampft und Rückbeugen erleichtert

Natrium carbonicum D30
bei Bedarf

falls Sie obendrein nach dem Essen ängstlich verstimmt sind

Robinia D12
1 x täglich

falls obendrein die Säure nach dem Essen wie zum Bersten in den Mund aufsteigt, so dass Ihre Zähne davon stumpf und sauer werden

Phosphorus D30
bei Bedarf

falls die Säure und das Brennen Sie nächtens plagt, so dass Sie aufstehen, essen und kalt trinken

---
Beachte

Die akute Gastritis verträgt Kaltes, die chronische nicht!

Tropische Infektionen

Tropenreisende wohnen gewöhnlich in international gekühlten Hotels mit westlicher Küche. Das ist ganz und gar gegen den Sinn der Anpassungsfähigkeit unseres Körpers. Denn gelegentlich müssen Sie das Hotel verlassen und setzen sich mehr Temperaturschwankungen aus, als dort im Land üblich sind. Folgen sind hartnäckige Nebenhöhlenentzündungen, Bronchitis und Nierenschmerzen. Auch die Folgen westlicher Küche in tropischen Ländern endet mit raschem Durchfall und reichlich schwarzem Teegenuss. Dann sind Sie in Ihrer Körperlichkeit so sehr behindert, dass Sie am liebsten abreisen möchten. Das muss aber nicht sein, wenn Sie folgende Hinweise einigermaßen befolgen: Meiden Sie Zucker, Süßes, Frischmilch und unreife Mango (Ruhrgefahr); trinken Sie viel Limonensaft und andere frisch gepresste Obstsäfte, an heißen Tagen um eine Prise Salz bereichert. Essen Sie, was landesüblich ist, schauen Sie dem Volk in den Kochtopf oder speisen Sie in einheimischen Restaurants, wobei Sie die Hauptmahlzeit auf abends verlegen. Grüner Chili (Cayenne-Pfeffer), der bereits auf allen Restauranttischen steht, ist eine Labsal für Kreislauf und Verdauung, wenn Sie ihn unter die Speisen mischen. Dazwischen oder anstatt einer Mahlzeit führen Sie sich frisches einheimisches Obst zu, vor allem Melonen (nur eine Sorte auf einmal!). Körnerfutter, Müsli oder sonstige häusliche Angewohnheiten lassen Sie zu Hause! Vor den Folgen der Sonne schützen Sie sich unter anderem mit orangefarbener oder orange gestreifter Kleidung. Orange weist hautgefährdende Sonnenstrahlen ab. Guten Aufenthalt!

Amöbenruhr (Bakterienruhr)

Die drei schlimmsten Durchfallerkrankungen (Ruhr, Cholera, Typhus), die früher auch in westlichen Ländern wüteten, haben sich eher in die Tropen zurückgezogen, wo sie in Zeiten von Hungersnöten und wegen schlechter hygienischer Verhältnisse oft unbenannt grassieren.

Die *toxische Bakterienruhr* (Shigella) beginnt plötzlich mit hohem Fieber und raschem Verfall, ganz besonders bei Säuglingen und Kleinkindern. Die *Amöbenruhr* (Protozoen) entwickelt sich langsam mit geringem Fieber. Beide Formen produzieren ähnliche Stuhlbeschaffenheit, mit Neigung zu chronischem Verlauf oder zu erneutem Aufflammen. Übertragung durch Stuhlgang und über den Mund bei eher unhygienischen Verhältnissen. Sollten die hier angegebenen Arzneien nicht zutreffen, studieren Sie unter Durchfall (→ *Durchfall*).

• akut

Cantharis D30
stündlich

ausgelöst durch verunreinigtes Trinkwasser; Durchfälle und Leibschmerzen; weiße, blutige, schleimige Schabsel als Entleerungen; heftiger Dauerkrümmkrampf

Colocynthis D30
stündlich

blutige, schleimige Entleerungen; Krümmkrämpfe nur während des Stuhls

Colchicum D30
stündlich

wässrige, blutige Entleerungen; Blähbauch, Kolik und Afterkrampf nach der Entleerung

• fortgeschritten

Arsenicum album D30
3-stündlich

wenige, unverdaute, schleimige, blutige Entleerungen; Durst auf kleine Schlucke, ruhelos

Mercurius corrosivus D30 3-stündlich	blutige, wundmachende, anstrengende Entleerungen; messerscharfe Krämpfe, Gefühl, »nie fertig« zu sein
Sulfur D30 3-stündlich	plötzliche, spärliche, wässrige, blutige Entleerungen frühmorgens; Dauerkrämpfe
Nux vomica D30 3-stündlich	häufiger Drang; Krämpfe besser nach Stuhl
Rhus tox D30 3-stündlich	wässrige, aashaft stinkende Entleerungen; heftige Schmerzen ziehen bis in die Oberschenkel hinunter
Lachesis D30 3-stündlich	stinkend, dunkelblutige Entleerungen; Afterkrampf
Baptisia D30 3-stündlich	stinkende Entleerungen; hinfälliger Zustand, Krämpfe ohne Schmerz

Cholera, akut

Akute, durch Vibrionen in verseuchtem Trinkwasser verursachte Infektion, die durch plötzliches Auftreten, reichlich wässrige Dünndarmstühle (Reiswasserdurchfall), Erbrechen und rasche Austrocknung gekennzeichnet ist: Kollaps, Übersäuerung, Krämpfe, spärlicher Harn bei gestörter Nierenfunktion, Herzrhythmusstörungen, Bewusstlosigkeit, Koma. Wegen Austrocknung ist eine Klinikeinweisung anzuraten, während Sie gleichzeitig wie angegeben behandeln:

Sulfur D30 stündlich	Arznei solange einsetzen, bis der Schweiß kommt, sie unterbricht den Krankheitsprozess

Veratrum album D30 alle 15 Minuten	Reiswasser oder Spinatstühle, gleichzeitig Erbrechen; Vergehen während, Ohnmacht nachher, schneidende Krämpfe vorher, blaues Gesicht, kalter Schweiß, kalte Körperoberfläche, inneres Brennen, Erkrankter deckt sich ab
Arsenicum album D30 alle 15 Minuten	spärliche, braungelbe, grüne Entleerungen; Erkrankter äußert Durst auf kleine Schlucke warmer Getränke, ist von ruheloser Angst getrieben, deckt sich zu
Cuprum metallicum D30 alle 15 Minuten	Krämpfe überall, Trockenheit und Blaufärbung der Haut, Erkrankter würgt vergeblich
Jatropha D30 alle 15 Minuten	zähes, eiweißartiges Erbrechen; Krämpfe, Kältegefühl
Camphora D30 alle 5 Minuten	Erkrankter wird plötzlich kraftlos, blau, eiskalt, trocken, steif, quiekt, vom Magen steigt Brennen auf, Zunge kalt, Kollaps; den Erkrankten *nicht* zudecken

Dengue-Fieber (Siebentagefieber)

Akute fieberhafte, durch Dengue-Virus von Aëdesmücken übertragene, in den Tropen und Subtropen sehr gefürchtete Infektion mit biphasischer Verlaufsform.

• akut

Eupatorium perfoliatum D30 2x täglich	Serumtyp 1 bis 3; akutes hohes Fieber, Muskeln und Knochen wie zerschlagen (engl.: break-bone fever); Fieberrücklauf spätestens am 3. Tag; 3. bis 5. Tag eventuell masern- oder scharlachähnlicher Ausschlag

Crotalus D30
2x täglich

Serumtyp 2 bis 4 (hämorrhagisch; Sterblichkeit um 50 %); ab 7. Tag wieder Fieber, Blutungen aus allen Körperöffnungen (und in allen Organen)

• Vorbeugung

Staphisagria D12
1 x täglich Morgens

Arznei schützt vor Stichen der Aëdes-Mücke

Filariose
(Wuchereria, Brugia, Loa loa)

In tropischen und subtropischen Gebieten durch Hautwürmer (Filarien), deren Larven durch Insekten übertragen werden, auftretendes Fieber und immer wiederkehrende Lymphdrüsenschwellungen. In späteren Stadien verstopfen die abgestorbenen Hautwürmer die Lymphgefäße und verursachen Gewebsschwellungen ab dem Unterkörper (Genitale, Beine).

┌─ Gut zu wissen ─────────────────
Grüner Chili hält die Hautwürmer fern oder verjagt sie!
└─────────────────────────────────

Hydrocotyle D6
3 x täglich

bei weichen Gewebsschwellungen (Elephantiasis arabum)

Silicea D30
1 x täglich

bei verhärteten Gewebsschwellungen

Gelbfieber

Akute, virale Infektion der Tropen südlich der Sahara, Mittel- und Südamerika mit plötzlich hohem Fieberanstieg. Übertragung durch die Stechmücke Aëdes, von Affen zu Mensch (Urwaldgebiete) und von Mensch zu Mensch (urbane Gegenden). Schwere Allgemeinsymptome wie Kopfweh, Gliederschmerzen (Eupatorium perfoliatum D30! → *Grippe, tropisch*), Übelkeit, Erbrechen. Nach kurzer Erholung wieder Fieberanstieg mit toxischem Verlauf: Leberschwellung mit Gelbsucht, Nierenbeteiligung, Kollaps, Gefäßschädigung, die zu Bluterbrechen oder zur Darmblutung führt. Durch die homöopathische Arznei vermeiden Sie das toxische Stadium und damit eine Sterblichkeitsrate von cirka 10 %.

• akut

Aconitum D30
3-stündlich

plötzlich hohes, trockenes Fieber, Frost, springender Puls; Erkrankter ruhelos

Gelsemium D30
3-stündlich

dunkelrotes Gesicht, Bandkopfschmerz; Erkrankter dumpf, benommen

Belladonna D30
3-stündlich

purpurrotes Gesicht, schwere pulsierende Kopfschmerzen; Erkrankter dampft feucht

Bryonia D30
3-stündlich

Arznei nach Aconitum einsetzen; hohes Fieber; Erkrankter fühlt sich übel, erbricht bei der geringsten Bewegung

Ipecacuanha D4
alle 10 Minuten

Erbrechen in den ersten Stadien bei sauberer Zunge und ständiger Übelkeit

Camphora D30
alle 15 Minuten

Kälte des ganzen Körpers, Kollaps

• spätere Stadien

Arsenicum album D30
3-stündlich

anhaltendes, schwarzes, blutiges Erbrechen; gelbes Gesicht, Brennen überall

Lachesis D30
3-stündlich

Erbrechen mit empfindlichem Bauch und brauner Zunge; Leidender deliriert mit verlangsamter Sprache

Acidum sulfuricum D30
3-stündlich

schwarz blutende, erschöpfende, stinkende Entleerungen; Leidender schwitzt stark

Crotalus D30
3-stündlich

Erbrechen schwarzer Massen, Blutungen aus allen Körperöffnungen, gelbe Haut, Sepsis

Carbo vegetabilis D30
2-stündlich

3. Stadium; stinkende Absonderungen, große Schwäche und Kältegefühl, Kollaps

• Vorbeugung

Crotalus D30
1 x wöchentlich

vor Ort viel Limonensaft trinken

Staphisagria D12
1 x täglich morgens

Arznei schützt vor Stichen der Aëdes-Mücke

Grippe, tropisch

Eupatorium perfoliatum D30
1 x täglich

am häufigsten angezeigte Arznei! Gefühl wie rheumatisches Fieber, Muskeln, Knochen und Gelenke wie zerschlagen

Malaria

Akut oder allmählich beginnende, weitverbreitete, tropische Infektion durch Protozoen (Plasmodien), übertragen durch die Anopheles-Mücke von Mensch zu Mensch mit unterschiedlichen Plasmodien, die verschiedenartige Verlaufsformen hervorrufen: *Quartana* (selten, Anfälle bis zu 20 Jahren), *Tertiana* (üblich, Anfälle bis zur Ausheilung nach etwa 2 Jahren) und *Tropica* (schwerste Form, hohe Sterblichkeit, bei Überleben Anfälle bis zur Ausheilung nach etwa 9 Monaten). Leber- und Milzschwellung, hämolytische Anämie, Gelbsucht, Autoimmunreaktionen, Frost- und Fieberanfälle. Nach eigenen Erfahrungen ist die Malaria homöopathisch vorzüglich zu begleiten und auszuheilen.

• akut

China D4
3 x täglich

»Tertiana«; unregelmäßige Anfälle von kurzem Frost und durstlosem Fieber

Nux vomica D30
2 x täglich

Frost täglich spätnachmittags, blaue Fingernägel, durstlos; Magen-Darm-Beschwerden

Arsenicum album D30
2 x täglich

Typho-Malaria, starke anhaltende Anfälle mit Brennen, Durst und Angst

Eupatorium perfoliatum D30
2 x täglich

wechselhafte Anfälle mit Frost im Rücken, drückendem Schädeldach und dem Gefühl wie zerschlagen

Gelsemium D30
2 x täglich

Arznei vor allem bei Kindern angezeigt; aufsteigender Frost, Kind will sich festhalten wegen starkem Schüttelfrost

---

> **Beachte**
>
> Falls möglich aus Enzianwurzel, 3 Gramm pro Tasse, einen kalten Auszug zubereiten, der 4 Stunden zieht; filtern vor Trinken.

• Vorbeugung

Natrium muriaticum M
einmalig

1 Woche vor Abreise, nach 8 Wochen bedarfsweise wiederholen

Staphisagria D12
1 x täglich morgens

Arznei schützt vor Stichen der Anopheles-Mücke

Schlafkrankheit

Durch die Tsetse-Fliege auf den Menschen übertragenes Trypanosoma (eingeißeliger, schlanker Flagellat) in Zentral- und Westafrika mit juckender Infektion der Stichstelle, unregelmäßig erscheinendem Fieber, Schwellung der Nackenlymphknoten, der Leber und Milz und mit beschleunigtem Puls. Vorbeugung darf ich Ihnen dringend anraten, da die Parasiten später ins zentrale Nervensystem eindringen und die unterschiedlichsten neurologischen und seelischen Störungen (unter anderem die Schlafsucht) verursachen.

Nux moschata D30
1 x täglich

in entsprechenden Gebieten vorbeugend Muskatnuss lutschen

Staphisagria D12
1 x täglich morgens

Arznei schützt vor Stichen der Tsetse-Mücke

Typhus, akut

Allmählich sich entwickelnde, durch Nahrung übertragene Infektion mit Salmonellen mit Kopfschmerzen, Mattigkeit und terrassenförmigem Fieberanstieg bis zu 40 oder 41°C. Große deliröse Benommenheit, die über Wochen anhält, graugelb belegte Zunge, Roseolen auf dem Bauch, Erbsbreistühle im Wechsel mit Verstopfung, Haarausfall, stufenweise Entfieberung und nur langsame Erholung sind ihre typische Verlaufsform. Die anfänglich rasche Gabenwiederholung der Arznei entspricht nur den Anfangsstadien, bei zunehmender Besserung – wie immer – reduzieren Sie die Arzneigaben.

Sulfur D30
alle 10 Minuten

Arznei solange verabreichen, bis der erleichternde Schweißausbruch eintritt

Baptisia D30
3-stündlich

alles stinkt; Erkrankter mit dumpfem Ausdruck und Delirium: »als sei er in Stücke zerfallen«

Rhus tox D30
3-stündlich

unwillkürliche Entleerungen, Kinnzittern, rotes Dreieck der Zungenspitze (!), Erkrankter sehr ruhelos

Bryonia D30
3-stündlich

alles schmerzt bei der geringsten Bewegung; Erkrankter deliriert: »möchte nach Hause«

Arnica D30
3-stündlich

ähnlich wie bei Baptisia; Hautblutungen, Stuhl und Urin gehen unwillkürlich ab, Gefühl wie geprügelt, Gleichgültigkeit, Stupor, Starre

Übelkeit

ausgefallen

Bryonia D30
bei Bedarf

nach dem Aufstehen, sobald Sie sich bewegen; lassen Sie zu Hause eine Leberbelastung abklären

Digitalis D3
stündlich

bei Herzpatienten tief in der Magengrube; Sie sollten mal wieder Ihren Kardiologen aufsuchen

Magnesium muriaticum D12
stündlich

vor der Periode; Begleitbeschwerde eines »Prämenstruellen Syndroms«, was das Aufsuchen Ihres Gynäkologen entbehrlich macht

Ambra D3
3 x täglich

ausgelöst durch gewohntes oder ungewohntes Rauchen; vielleicht hilft Ihnen zusätzlich ein Psychotrip beim Therapeuten

Theridion D30
bei Bedarf

ausgelöst durch Lärmbelastung mit Schwindel, wobei Augenschließen das Übelsein verschlimmert; eine neurologische Abklärung würde Sie nur noch mehr verwirren

mit Brechreiz

Nux vomica D30
bei Bedarf

morgens übel, nach Alkohol tags zuvor oder bei verdorbenem Magen nach dem Essen

Ipecacuanha D4
3 x täglich

anhaltende Übelkeit bei sauberer Zunge; nach dem Essen beginnend

Tartarus stibiatus D6
3 x täglich

Übelkeit mit Ängstlichkeit bei weiß belegter Zunge

mit Kollaps, Schock, Blässe

Camphora D30
bei Bedarf

Sie werden plötzlich blau mit eiskaltem Körper, trockener Haut und verlangen nach einer warmen Zudecke

Carbo vegetabilis D30 alle 10 Minuten	Sie verglimmen allmählich; Ihr Bauch ist gebläht, Lippen und Nasenspitze sind blau, die Haut ist trocken und Sie verlangen nach einer warmen Zudecke
Tabacum D30 alle 10 Minuten	Gefühl wie bei einer Nikotinvergiftung, falls Sie sich erinnern sollten... mit Elendigkeit, Herzdruck, Gefühl, »als bliebe das Herz stehen«
Veratrum album D30 alle 10 Minuten	kalter Schweiß bedeckt Ihr Gesicht; Sie bleiben ruhig, möchten *nicht* zugedeckt werden
Arsenicum album D30 alle 10 Minuten	kalter Schweiß bedeckt Ihre Stirn; Sie sind ruhelos, möchten zugedeckt werden

Umlauf um den Nagel

Belladonna D30 bei Bedarf	rote, harte Schwellung
Hepar sulfuris D30 2 x täglich	rote, weiche, eitrige Schwellung
Bufo D12 2 x täglich	bläuliche Schwellung

Unterkühlung (durch Schwimmen)

Antimonium crudum D30 2 x täglich	Kälteschauer, Kopfweh, Nierenschmerz, Durchfall, Fieber

Wetterbedingte Beschwerden

Unsere Abhängigkeit vom Wetter ist – wie unser Eingebettetsein ins kosmische Geschehen – nicht neu. Neu ist seit wenigen Jahrzehnten die Unbeständigkeit der Wetterlage, der überraschende Temperaturwechsel, der Schnee im April. Also reisen wir wenigstens im Urlaub in Gebiete, von denen man weiß, dass dort die Sonne für Müßiggänger oder der Schnee für Skifans einigermaßen garantiert sein wird. Was nicht vermeidet, dass wir in Nizza anstatt der milden Frühjahrssonne Schneepalmen vorfinden oder in den Schneealpen die Frühjahrssonne. Auch die Tropen sind nicht mehr, was sie mal waren. Regen in der Trockenzeit und Trockenheit in der Regenzeit bedarf keiner Verwunderung mehr. Ziemlich durcheinander das Ganze. Bleibt uns, die leiblichen Folgen solch sphärischer Unordnung mit Hilfe unserer Arzneien auszubügeln!

Föhn

Crataegus D2
3 x täglich
20 Kügelchen

Stirnkopfschmerz und Herzbeklemmung

Gelsemium D30
bei Bedarf

Bandkopfschmerz und Schwindel; Sie sind müde, matt und teilnahmslos

Rhododendron D30
bei Bedarf

Rheuma der kleinen Gelenke

Gewitter

Rhododendron D30
bei Bedarf

vor Gewitter; Sie fühlen die elektrische Spannung in den Zähnen, in den Gliedern und müssen sich bewegen

Phosphorus D30
bei Bedarf

vor und bei Gewitter; Sie fühlen die elektrische Spannung in den Nerven, haben Angst vor dem Blitz und verkriechen sich in eine dunkle Ecke, bis alles vorüber ist

Natrium carbonicum D30
bei Bedarf

bei Gewitter; Sie sind ängstlich bange und übelgelaunt

Sepia D30
bei Bedarf

bei Gewitter; Sie sind verstimmt, aber auch unheimlich fasziniert von der Naturgewalt

Hitzeeinwirkung

• Kopfschmerz, rotes Gesicht

Aconitum D30
2-stündlich

hochrotes Gesicht; panische Angst; Schädeldecke hebt ab

Belladonna D30
2-stündlich

kirschrotes Gesicht, eher rundlich; schwitzt; pulsierend

Glonoinum D30
2-stündlich

blaurotes Gesicht; verwirrt; pochend

Lachesis D30
2-stündlich

tiefrotes Gesicht; benommen; klopfend

• Kopfschmerz, blasses Gesicht

Apis D30
2-stündlich

motorische Unruhe

Helleborus D30
2-stündlich

döst vor sich hin oder läuft unmotiviert auf und ab

Zincum valeriani-cum D30
2-stündlich

findet keine Ruhe im Bett, muss die Beine bewegen

• sommerliche Hitze

Durchfall, allgemein

Verstehen Sie bitte den Durchfall zunächst als Versuch des Organismus, sich von »Giften« zu befreien, was erst dann behandlungsbedürftig wird, wenn er länger anhält und sich ein Krankheitsgefühl hinzugesellt.

Aconitum D30
3-stündlich

plötzlicher Durchfall an heißen Tagen mit kalten Nächten; häufige, spärliche Stühle mit Krämpfen

Belladonna D30
3-stündlich

plötzlicher Durchfall nach nassem Kopf, bei rundlichen, roten Menschen

Ferrum phosphoricum D12
2-stündlich

allmählich sich entwickelnder Durchfall bei Sommerwärme, mit Fieber und unverdauten Stühlen, ohne Krämpfe

Antimonium crudum D30
3-stündlich

allmählich sich entwickelnder Durchfall nach Baden und Schwimmen an heißen Tagen; Ihre Zunge weist einen dicken weißen Belag auf

Bryonia D30
3-stündlich

ausgelöst durch kalte Getränke, kühlen Wind, durch kühle Sommernächte oder ein kühles Bad; dabei fällt Ihr großer Durst auf

Dulcamara D30
3-stündlich

Sie reagieren äußerst empfindlich mit Durchfall auf Kälte, vor allem auf Wechsel zu feuchtkalt oder auf feuchtkaltes Sitzen

China D4
stündlich

der Verlauf des Durchfalls entkräftet rasch und Sie magern zusehends ab

Iris D6
stündlich

Durchfall mit saurem Erbrechen, das Ihre Zähne »wie stumpf« werden lässt

Durchfall und Erbrechen bei Kindern

Auch das Erbrechen ist zunächst, wie der Durchfall, ein Entgiftungsversuch *ohne* Behandlungsbedürftigkeit, solange sich kein Leidensdruck einstellt.

Aethusa D4
stündlich

wobei Ihr Kind gleich danach wieder Hunger äußert

Antimonium crudum D30
stündlich

ausgelöst durch zu kaltes Essen und Trinken an zu heißen Tagen

Pulsatilla D30
stündlich

ausgelöst durch Kaltes, durch Speiseeis oder durch Fett und fette Speisen

Ailanthus D6
stündlich

in Ihrem Kind schleicht sich allmählich ein Krankheitsgefühl ein mit septischem Fieber, was einen bösartigen Verlauf nehmen kann

• trockene Hitze

Natrium muriaticum D30
1 x täglich

Wasserstau, Ödeme der Beine, der Hände, im Gesicht

Natrium carbonicum D30
1 x täglich

Sie sind völlig abgespannt, angstbetont niedergeschlagen und haben Kopfweh zum Platzen

Lachesis D30
1 x täglich

bei tropischer Hitzewelle: Stauung, Beengung, pulsierendes Kopfweh

Kälteeinwirkung

• Erkältlichkeit mit Kopfschmerz

Aconitum D30
bei Bedarf

durch trockene kalte Winde, Sturm, Zugluft

Belladonna D30
bei Bedarf

durch Entblößen des Kopfes, nach Haarewaschen

Hepar sulfuris D30
2 x täglich

durch geringste Zugluft an schönen, trockenen Tagen

Silicea D30
1 x täglich

durch geringste Zugluft an nasskalten Tagen

• Frostbeulen, Erfrierungen

Secale D30
stündlich

abgestorbene Finger und Zehen, bleich, gefühllos, geschwollen

Arsenicum album D30
stündlich

abgestorbene Glieder, Kälteschauer; Brennen der abgestorbenen Teile nach leichter Erwärmung

Agaricus D4
3 x täglich

juckt wie mit tausend Eisnadeln, vor allem nachts; auch vorbeugend

Abrotanum D3
3 x täglich

flohstichartige Schmerzen, feinste Venenzeichnung sichtbar

Petroleum D30
1 x täglich

sehr schmerzhaft, sieht übel aus; alte Frostbeulen, jährlich aufblühend

• Kälteschock

Aconitum D30
alle 10 Minuten

durch trockenkalten Nordwind; Schüttelfrost, Zittern, Kopfweh

Camphora D30
alle 10 Minuten

plötzliche Erschöpfung, Kollaps, Muskelstarre, Pulslosigkeit

• Reise in kälteres Klima

Dulcamara D30
1 x täglich

Grippe, Rheuma, Durchfall

• Schrunden durch Kälte

**Antimonium
crudum D30**
1 x täglich

Lippen, Hände, Füße, Fersen reißen ein

**Natrium muriati-
cum D30**
1 x täglich

Riss in der Mitte der Unterlippe

Regenwetter, feuchte Wärme

**Natrium sulfuri-
cum D30**
1 x täglich

Asthma oder Ekzem oder Rheuma oder ro-
mantisch-melancholische Schwäche

Dulcamara D30
1 x täglich

Unterkühlung, Erkältung, steife Lenden, He-
xenschuss

Schwüle, feuchte Hitze

Gelsemium D30
bei Bedarf

Bandkopfschmerz; Sie sind müde, schlapp,
teilnahmslos und relativ frostig

**Carbo vegetabilis
D30**
bei Bedarf

Stoffwechsel stockt, Oberbauch bläht sich auf,
drückt aufs Herz bis zur Atemnot

Crotalus D30
bei Bedarf

Sie sind hitzig und aufgeregt oder frostig und
kollapsig; das Herz drückt und pocht spürbar,
nur fließender Schweiß erlöst Sie

Sonne

• Allergie

Natrium muriati-
cum D30
1 x täglich

vorbeugend bei bekannter Neigung; juckende Pickelchen

Acidum hydro-
fluoricum D6
2-stündlich

wenn die unbedeckten Teile sich röten und brennen; juckende Pickelchen oder Blasen

Cantharis D30
bei Bedarf

winzige, heftig brennende Bläschen beim ersten Sonnenstrahl

• Folgen direkter Bestrahlung

(→ Notfälle, Hitzschlag)

Natrium carboni-
cum D30
stündlich

dumpfer, schwerer Kopfschmerz; Sie sind ängstlich verstimmt

Belladonna D30
stündlich

Blutfülle zum Kopf, pulsierendes Stirnkopfweh, das zum Nacken zieht

Cantharis D30
stündlich

mit schwerem Sonnenbrand

Glonoinum D30
stündlich

Sonnenstich; Bewusstlosigkeit

Natrium sulfuri-
cum D30
stündlich

Sonnenstich mit Schwäche bei hoher Luftfeuchtigkeit

• Sonnenbrand

Belladonna D30
2-stündlich

Haut rot wie eine Tomate; Sie frösteln und verlangen nach Wärme

Arnica D30 2-stündlich	Ihr Körper fühlt wie geprügelt an; Sie haben große Angst, berührt zu werden
Rhus tox D30 2-stündlich	Ihr Körper fühlt sich wie zerschlagen an; Sie äußern heftigen Durst in großen Zügen
Arsenicum album D30 2-stündlich	Sie äußern brennenden Durst, trinken aber nur winzige Schlucke und verlangen nach Wärme
Cantharis D30 2-stündlich	blasige Haut wie Verbrennung I. Grades
Calendula D4 stündlich	wenn sich die Blasen öffnen
Causticum D30 2-stündlich	wunde, verätzte Haut wie Verbrennung II. Grades

• Sonnenstich

(→ Notfälle, Hitzschlag)

Lachesis D30 einmalig	diese Arznei immer zuerst geben; danach die entsprechende Arznei aussuchen
Aconitum D30 2-stündlich	Sie sind ruhelos, gehen auf und ab, delirieren, sprechen vom nahenden Tod
Apis D30 2-stündlich	trockenes Fieber, stechende Kopfschmerzen (Hirnschwellung), Delirium
Lachesis D30 2-stündlich	dunkelrotes Gesicht, später blass; panische Angst, Erstickungsgefühl
Glonoinum D30 2-stündlich	hochrotes Gesicht; Sie wissen nicht, wo Sie sind, delirieren, möchten nach Hause
Arsenicum album D30 2-stündlich	kaltschweißiges Totenmaskengesicht; Sie sind voller Angst, frieren und wollen aus dem Bett

• zittrige Schwäche bei jungen Menschen

Conium D30
bei Bedarf

ausgelöst durch Unverträglichkeit von Sonne

Schnee

Aconitum D30
bei Bedarf

Unterkühlung durch kalten, trockenen Nord-wind; Schüttelfrost, Zittern, Kopfweh

Camphora D30
alle 10 Minuten

Kälteschock, plötzliche Erschöpfung, Kollaps, Muskelstarre, Pulslosigkeit

Euphrasia D12
2-stündlich

Schneeblindheit, Brennen, Sandgefühl, Trä-nen, Lichtscheue, Schwellung

Wetterwechsel

Dulcamara D30
bei Bedarf

Durchfall bei Wechsel zu kaltfeucht; oder wenn auf heiße Tage kalte Nächte folgen (Wüste, Berge); oder beim Übergang von ei-nem warmen in einen kalten Raum

Wind, Sturm

Rhododendron D30
bei Bedarf

davor Nervenziehen in den Zähnen, Unterar-men und Beinen; Taubheit, Kribbeln

Natrium carboni-cum D30
bei Bedarf

warme, trockene Süd- und Südwestwinde; Kopfschmerzen, ängstliche Melancholie

Rhus tox D30
bei Bedarf

kalte, stürmische Luft; Kopfweh, Erkältung; Cabriofahrer!

Dulcamara D30
bei Bedarf

kalte, stürmische Luft abends nach einem warmen Tag

Hepar sulfuris D30
2 x täglich

trockener, kalter Wind; Augenentzündung, Erkältung, Kopfweh

Spigelia D4
stündlich

feuchter, kalter Wind; linksseitiges Nerven-kopfweh, Herzklopfen

Calcium phos-phoricum D30
1 x täglich

nasskalter Wind; Rheuma der kleinen Gelen-ke

Zahnschmerzen

Chamomilla D30
bei Bedarf

anfallsartige, unerträgliche, hitzige Schmer-zen, schlimmer nachts, durch Wärme, Essen und Kaffee

Belladonna D30
bei Bedarf

akut entzündliche, brennende, pulsierende Schmerzen, schlimmer nachts, bei Zugluft; lo-kales Warmhalten lindert

Coffea D30
bei Bedarf

stechende, zuckende, überempfindliche Schmerzen; kaltes Wasser im Mund lindert

Anhang

Stichwortverzeichnis

Reiseapotheke

Die Anschaffung einer homöopathischen Haus- und/oder Reiseapotheke möchte ich sehr empfehlen, da es gerade im Ausland nicht immer möglich ist, homöopathische Arzneien (schnell) zu erhalten.

Verschiedene Hersteller bieten schöne lederne Taschenetuis oder Arzneirollen an, die mit leeren 1- bis 2-Gramm-Röhrchen bestückt sind. Diese Röhrchen können Sie dann selbst mit arzneilichen Globuli eigener Wahl auffüllen oder von Ihrer Apotheke füllen lassen.

Darüber hinaus werden fertige Taschenapotheken-Sets angeboten, die bereits mit einer gängigen Auswahl an Arzneien bestückt sind. Hier sollten Sie ein Set auswählen, das Ihren Bedürfnissen am nächsten kommt.

Leere Taschenapotheken zum Selbstbestücken

Cordula Schaich-Tögel näht schon seit Ewigkeiten sehr schöne und robuste Lederrollen und andere Taschenapotheken, mit einer vielseitigen Auswahl:

HomöoSet Schaich-Tögel: http://www.homoeoset.de

Weitere Anbieter von Taschenapotheken finden Sie im Internet.

Fertige Taschenapotheken / Arzneien

finden Sie ebenfalls im Internet. Ich empfehle unter diesen besonders die folgende Arzneihersteller, wo Sie auch fertige Sets erhalten:

Gudjons Apotheke: www.gudjons-apotheke.de
Glückauf-Apotheke: www.homoeopathiebedarf.de
Remedia Österreich: www.remedia.at
Laboratoire Homéopathique Schmidt-Nagel SA:
www.schmidt-nagel.ch

Autorenvita

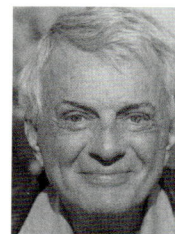

Dr. med. Norbert Enders begab sich nach dem Medizinstudium in Heidelberg, Lausanne und Tübingen zunächst als Arzt in den humanitären Dienst im Fernen Osten, später zum Studium und zur Lehre der ethnischen Medizin nach Mittelamerika. Nach zehnjähriger Kreuzfahrt fand er seine Bestimmung in der Begegnung mit der Homöopathie. An der Wiener Schule wurde er Schüler und langjähriger Freund von Prof. Dr. Mathias Dorcsi.

Seit über 35 Jahren praktiziert Dr. Enders erfolgreich in eigener Praxis und widmet sich außerdem der Lehre und Ausbildung von Laien und Ärzten sowie der volkstümlichen Verbreitung der Homöopathie, auch als zeitweiliger 1. Vorsitzender des Landesverbands Hessen-Rheinland-Pfalz im DZVhÄ. Seine verschiedenen anwendungsorientierten Bücher, hauptsächlich zu Bewährten Indikationen sowie zur Selbsthilfe für Laien sind nicht nur in Fachkreisen, sondern auch in der breiten Bevölkerung bekannt und geschätzt. Zur Jahrhundertwende hat Dr. Enders seine Praxis nach Südfrankreich verlegt, wo er seine Tätigkeit fortsetzt.

Literatur

Der Autor hat neben diesem Buch noch weitere Bücher veröffentlicht, die im Haug Verlag (MVS Stuttgart) erschienen sind:

Sachbücher

Enders' Homöopathische Hausapotheke. Wie Sie Erkrankungen vorbeugen. Was sie selbst zu Hause tun können. Mit den 178 wichtigsten Mitteln für Ihre Hausapotheke. 10. Auflage. 24,95 € (ISBN: 9783830420385)

Enders' Handbuch Homöopathie. Gesundheit für Sie und Ihre Familie: Alle wichtigen Heilmittel und ihre richtige Anwendung. 4. Auflage. 39,95 € (ISBN: 9783830422457)

Enders' Homöopathie für Kinder. 4. Auflage. 19,95 € (ISBN: 9783830422723)

Fachbücher

Bewährte Anwendung der homöopathischen Arznei. Bd.1: Diagnosen und Beschwerden. Teil 1: Von Kopf bis Fuß. Teil 2: Auslösung, Verfassung, Anlage. 5. Auflage. 69,95 € (ISBN: 9783830473909)

Bewährte Anwendung der homöopathischen Arznei. Bd. 2: Die Arznei und ihre Anwendung. 2. Auflage. 49,95 € (ISBN: 9783830472148)

Praktische Homöopathie in der Kinderheilkunde. 59,95 € (ISBN: 9783830471424)

Vortrags- und Seminarmitschnitte auf CD

Auszug aus dem Vortrags- und Seminarsortiment von Dr. Norbert Enders:

Titel	Bestnr.	Preis	CDs
Akute Krankheiten. Bewährte Indikationen in der Homöopathie	TO-2101	89,-	11
Lachesis. Betrachtungen einer mystischen Schlange	EN-983	26,-	3
Pilze. Begegnungen im Schattenreich.	EN-993	34,-	4
Schlangen im der Homöopathie	EN-202	46,-	5
Sepia — Kraft und Schwäche des Tintenfischs	EN-982	34,-	4
Spinnen. Eine Wesensschau der Arachne. Aranea, Tarantula, Mygale.	EN-994	34,-	4
Umbelliferen. Trockenheit und Verhärtung, Lebensfluss und Genuss	EN-291	59,-	7

Ausführliche Informationen zu diesen und anderen Seminar-mitschnitten von Dr. Enders und KollegInnen finden Sie auf unserer Webseite:

www.homsym.de

- Bücher, CDs und DVDs namhafter AutorInnen
- Über 1500 Titel zu Homöopathie und Heilkunst
- Ausführliche Titel- und Autoreninformationen
- Interessante Hör- und Leseproben
- Für Homöopathen und Homöopathie-Interessierte!

Wir freuen uns auf Ihren Besuch!

 Verlag Homöopathie + Symbol Berlin